Ruth Cohen

Setenta anos na vida de uma mulher bipolar

Ruth Cohen

Setenta anos na vida de uma mulher bipolar

Os seus pensamentos desviantes e os medicamentos poderosos

ScienciaScripts

Imprint

Cover image: www.ingimage.com

This book is a translation from the original published under ISBN 978-620-2-30011-7.

Publisher:
Sciencia Scripts
is a trademark of
Dodo Books Indian Ocean Ltd. and OmniScriptum S.R.L publishing group

120 High Road, East Finchley, London, N2 9ED, United Kingdom
Str. Armeneasca 28/1, office 1, Chisinau MD-2012, Republic of Moldova, Europe
Managing Directors: Ieva Konstantinova, Victoria Ursu
info@omniscriptum.com

Printed at: see last page
ISBN: 978-620-8-54994-7

Setenta anos na vida de uma mulher bipolar
Os seus pensamentos desviantes e os medicamentos potentes
Por Ruth Cohen-Fellous

Para
A minha mãe, Esther, mostrou-me porque é que tenho de **lutar**.
Para
O meu pai, Yaacov, que me ensinou **a lutar e a vencer**.

Do fundo do meu coração, quero agradecer aos meus dois filhos por me terem ajudado em tudo o que tinha a ver com o meu livro. Eles ajudaram-me a tornar-me na mãe de que se orgulham hoje e que sempre foram.

Apesar do meu enorme sofrimento, tive a oportunidade de estar rodeado pela minha família, tive a oportunidade de viajar e ver um mundo que me fez esquecer as dores que viajavam comigo. E acredito que a recuperação está em nós e é possível, apesar de estarmos sempre a tentar e de duvidarmos sempre. .

Estas pessoas, ditas "doentes mentais", são frequentemente muito inteligentes, divertidas, muito criativas, mas também difíceis de lidar. A leitura do meu livro dar-lhe-á uma noção desse tipo de indivíduo.

"Sonhar qualquer coisa que se queira - essa é a beleza da mente humana.
Fazer tudo o que se quer - esta é a força da vontade humana.
Confiar em si; testar os limites - essa é a coragem para ter sucesso." -Lindsey Smith

Prefácios

"Este é um relato autobiográfico fascinante e perspicaz das lutas quotidianas que as pessoas com perturbação bipolar enfrentam. A autora narra e descreve com toda a franqueza os desafios que lhe são impostos pela sua doença psiquiátrica e que se complicam ainda mais com aspectos de desenvolvimento da identidade pessoal, apoio familiar limitado e convulsões culturais. Escrito de forma elegante, este livro revela facilmente as provações e tribulações que os doentes com perturbação bipolar enfrentam ao longo da vida - dentro de si próprios, nas suas famílias e na sociedade. Destaca claramente como a espiritualidade e a fé, quando combinadas com medicamentos e terapia adequados, podem ajudar a vencer o flagelo desta doença incapacitante. Este livro é um testemunho corajoso de uma vida vivida com coragem e determinação, apesar dos desafios e do estigma associados à doença psiquiátrica crónica. Excecional!"

--Vishal Madaan, MD, Omaha, NE

Obrigado por me terem enviado este livro

É um relato completamente único e honesto da experiência de problemas psicológicos significativos e da recuperação dessas dificuldades. Oferece uma visão da passagem de uma mulher pela hipomania e pela depressão. Dá aos leitores uma visão dessas lutas internas, mas também um sentido do otimismo e da esperança da autora.

Achei-o fascinante e convincente.

Pedro

Peter Kinderman

Professor de Psicologia Clínica

Diretor da Escola de Ciências da População, da Comunidade e do Comportamento

Universidade de Liverpool

O mundo das doenças mentais é profundo. Só aqueles que passaram algum tempo nesse "mundo estranho" podem compreender verdadeiramente o que ele significa. Neste livro, Ruth Cohen, ao contar a sua história, oferece-nos um caminho para esse mundo e permite que os seus leitores compreendam algo do que significa viver nele. Através de uma narrativa rica e poderosa, que oferece uma visão profunda da experiência da doença bipolar, Cohen abre o "estranho mundo da doença mental" de uma forma pessoal, significativa e, se ouvirmos com atenção, transformadora. Este é um livro importante e uma bela prenda.

Saudações calorosas

João

Professor de Teologia Prática e Cuidados Pastorais Escola de Divindade, História e Filosofia King's College

Universidade de Aberdeen

ABERDEEN, Reino Unido

INTRODUÇÃO

O ano era 1985. Num belo dia em Jerusalém, a capital de Israel, sofri um grave ataque de depressão. Sozinho em casa, sentei-me junto à mesa da sala de jantar e tentei pôr no papel os meus terríveis sentimentos daquele momento. Escrevi meia página, mas nem as palavras nem as frases faziam sentido. Pensei que ainda não tinha chegado o momento de falar da desordem que existia em mim. Tinha quarenta e um anos e já tinha sofrido duas grandes depressões, mas não fazia a mínima ideia do que significava uma doença mental; vivia num mundo que não compreendia.

Em 1992, voltei à ideia de escrever. O tempo passou, muitas coisas mudaram, mas a minha perturbação não. No entanto, eu sabia como escrever sobre ela, como falar sobre ela, como me ajudar contra ela e, mais importante que tudo, tinha aprendido a aceitá-la.

A minha vida não teria nada de especial para contar, nem é diferente da vida de qualquer outra pessoa, se não fosse esta doença que afecta a alma e o corpo com as suas dores inacreditáveis e desumanas. Não admira que todos os dias as pessoas se suicidem, incapazes de suportar as suas dores. Consegues pensar numa alternativa melhor? Essas dores, que impedem as pessoas doentes de ver a luz, são muito complicadas e confusas.

A minha história provará que é possível procurar a luz e alcançá-la.

Sim, tenho uma perturbação de humor e demorei muitos anos a compreendê-la completamente. Hoje, a pessoa que eu sou não é a pessoa que eu era.

Quando era pequena, tinha medo - talvez demasiado medo. Já nessa altura sabia que havia algo de errado comigo: pensamentos na minha cabeça e medos e, quando estava na cama, tapava sempre a cabeça com o meu cobertor. Não falava com ninguém sobre as minhas preocupações de infância; tinha apenas quatro anos! Mas encontrei o que pensei ser uma solução: Escondi os meus medos num canto da minha alma e pensei que os tinha fechado atrás de uma porta para sempre. Mais tarde, viria a descobrir que este não era o caminho certo a seguir.

Gostaria de vos convidar a viajar comigo através dos meus pensamentos, das minhas dúvidas nos países em que vivi ou visitei em tempos de saúde e de doença. Convido-vos a ler sobre os tormentos que vivi durante períodos intermináveis e dolorosos da minha vida em que o tempo não tinha qualquer significado. Aprenderão comigo esta doença mental complexa chamada doença bipolar e acompanhar-me-ão através de todas as camadas enterradas em mim que descobrirei durante um longo período de introspeção que descobri com a ajuda dos meus médicos, de mim próprio e dos diferentes medicamentos que tomei.

Embora esteja interessada em contar a minha história, quero sobretudo mostrar as muitas formas como esta doença actuou, o que destruiu em mim e o que acrescentou à minha vida.

A essência desta doença é misturar-nos de tal forma que o doente é um escravo nas mãos de um senhor.

Quero enviar uma mensagem às pessoas que, tal como eu, sofrem desta doença a que também chamamos distúrbio. A elas, quero dizer que, para além dos médicos e dos medicamentos, a vontade, a coragem e a fé crescente têm de fazer parte do vosso kit de sobrevivência. O sofrimento da minha doença deu-me muito de cada uma delas.

Índice

Setenta anos na vida de uma mulher bipolar 1

Prefácios 5

INTRODUÇÃO 6

Capítulo 1 9

Capítulo 2 : 14

Capítulo 3 : 16

Capítulo 4 : 18

Capítulo 5 : 24

Capítulo 6 : 25

Capítulo 7 : 26

Capítulo 8 : 28

Capítulo 9 : 30

Capítulo 10 : 32

Capítulo 11 : 36

Capítulo 12 : 38

Capítulo 13 : 41

Capítulo 14 : 44

Capítulo 15 : 48

Capítulo 16 : 53

Capítulo 17 : 56

Capítulo 18 : 60

Capítulo 19 : 61

Capítulo 20 : 63

Capítulo 21 : 68

Capítulo 22 : 71

Capítulo 23 : 73

Capítulo 24 : 74

Capítulo 25 : 76

Capítulo 26 : 79

Capítulo 27 : 81

Capítulo 28 : 84

Capítulo 29: 88

Capítulo 30: 91

Capítulo 31 : 93

Capítulo 32 : 94

Capítulo 33 : 109

Capítulo 34 : 113

Último capítulo 118

Capítulo 1 : Tunes - A minha terra natal

Sou um filho do exílio.

O meu exílio é especial e tem duas faces diferentes. Uma delas é física: uma deslocação do meu corpo físico de continente em continente, de país em país, ao longo da minha vida.

Este exílio começou quando eu tinha dez anos; mudei-me para França, depois para Israel, regressei a França e depois atravessei o Atlântico para os EUA. A minha última mudança foi quando me instalei definitivamente em Israel, em 2003. Penso que a minha viagem física chegou ao fim.

Pertencendo a um grupo de pessoas frequentemente designado por "Judeus Errantes", eu também andava a vaguear. Para nós, judeus, este modo de vida errante começou há cerca de dois mil anos, talvez antes.

A segunda face do meu exílio era inesperada e desconhecida; era assustadora e desafiadora também. Era o exílio da minha alma, o exílio da minha consciência. A minha alma estava no exílio por causa de uma doença terrível que me impedia de alcançar *pensamentos saudáveis* e, como resultado, cheguei à loucura antes de me livrar dos sintomas da minha doença.

Só quando cheguei aos vinte e nove anos é que compreendi que tinha uma doença genética, um gene ou vários genes que decidiram a minha incrível viagem.

A minha alma não se sentia bem dentro de mim - chorava e gritava; pedia para sair, para procurar por todo o lado um novo interior...

Qual era a razão para esta busca da minha alma?

Como compreendi muito mais tarde, tratava-se de uma doença biológica, genética e mental que começou cedo e devastou o meu corpo e a minha alma de dentro para fora. Fiz uma viagem fantástica através da minha doença bipolar; o sucesso ou o fracasso dependiam de mim, e fiquei num exílio mental até me libertar dos sintomas devastadores. Foi uma experiência intensa e fascinante.

Os meus exílios estavam entrelaçados, e ambos eram muito dolorosos com demasiada frequência.

Nasci em 1944 na Tunísia, onde a minha família viveu durante muitas gerações. Os antepassados da minha mãe vieram de Espanha, que tinha uma comunidade judaica florescente até 1492, quando a rainha Isabel e o rei Fernando expulsaram ou mataram os judeus que não se queriam converter ao cristianismo.

O meu pai provinha de uma família judia de classe média alta - cujos antepassados chegaram à Tunísia vindos de Itália - enquanto a minha mãe vinha de uma família muito pobre e inculta. A mãe da minha mãe era uma mulher bonita, simples e forte.

Toda a família chamava a esta avó, de quem eu gostava muito, *"Maman Milie".* O seu verdadeiro nome próprio era Emilie. Era muito primitiva e nunca tinha ido à escola. Falava sobretudo árabe vernáculo e um bocadinho de francês. A "Maman Milie" era o centro da nossa família, o nosso patriarca; era uma senhora robusta, muito imponente, bonita e carismática. Por vezes, era

A minha prima não era muito autoritária, mas continuava a ser muito respeitada. Alguns dos meus primos não gostavam dela porque tratava algumas pessoas de forma diferente - gostava sobretudo da beleza. Acontece que eu era uma dessas pessoas de quem ela gostava. *A Maman Milie* nasceu em Tunes, como todos nós.

Os judeus andaram sempre a vaguear e foram mesmo expulsos do seu país para se exilarem na Babilónia - no seu primeiro exílio. No seu segundo e mais longo exílio, foram espalhados por todo o lado, quase por todo o mundo.

Sempre acordada ao amanhecer, *Maman Milie* começava a cozinhar. Tudo, desde o pão à massa, era feito em casa. Costumava depenar o frango e prepará-lo à sexta-feira para o *Sabbath,* o dia sagrado semanal do povo judeu. Como Deus descansou do trabalho no sétimo dia da criação, as pessoas religiosas seguiam um conjunto de regras nesse dia e até hoje; essas regras são muito exigentes, mas com fé e tradição, não havia espaço para discussão.

As suas refeições eram da melhor qualidade e sabor; era quase como se vivêssemos para comer em vez de comer para viver. Quase todas as refeições eram um banquete judaico-árabe. Ainda tenho na minha memória alguns dos sabores, algumas das especiarias da cozinha da minha avó. Muitas das especiarias utilizadas eram retiradas da cozinha árabe; muita da comida era picante. A minha avó cozinhava duas refeições com carne todos os dias, por isso não havia espaço para uma refeição com queijo e lembro-me que bebíamos sempre leite de manhã. Só comíamos comida kosher e não podíamos misturar lacticínios e carne. Cozinhar era a única ocupação da minha avó - por isso não era de admirar que toda a família gostasse de comer, à exceção de uma menina que deve ter ficado deprimida muito cedo numa casa de gastronomia. Todas as manhãs, a minha avó tinha o café pronto e bolachas caseiras para toda a família, que vivia no seu apartamento.

O meu avô era bastante mais velho do que a minha avó. Tinham um tipo de casamento arranjado, aquilo a que os judeus chamam um *shiduch*. O meu avô estava bem estabelecido num negócio imobiliário onde trabalhava com o seu querido irmão. A irmã dele casou-se com alguém que tinha um negócio de chocolates, o melhor chocolate da cidade. Passaram cinquenta anos desde que deixámos o nosso país, mas o sabor destes bolos, chocolates e outras delícias nunca me abandonou.

O meu avô e a sua família também eram músicos. Costumavam tocar música árabe em eventos judaicos familiares. Tocavam alaúde e pandeireta. Eram pessoas alegres e gostavam de viver. Bebiam sobretudo *Boukha*, uma bebida muito deliciosa à base de uma erva chamada anis. Comiam a melhor comida, e o amor era o seu principal tempero.

A minha avó ficou viúva muito cedo; tinha apenas vinte e sete anos quando isso aconteceu. A minha mãe tinha nove anos quando o pai morreu de diabetes, foi o que ela me contou.

Quando morreu, este avô - quem me dera ter sabido - deixou alguns edifícios que estavam na sua posse e que deram dinheiro durante dez anos. A minha avó, que não sabia ler nem escrever, não podia gerir a propriedade, mas o irmão do meu avô era tão dedicado que tomou conta de tudo durante quase oito anos, até à sua própria morte.

Terei sempre o apartamento da minha avó à frente dos meus olhos. Nasci lá em 1944 e vivi lá com os meus pais e a minha irmã mais velha, depois de um avião americano ter bombardeado por engano o apartamento dos meus pais. A casa da minha avó era espaçosa, com divisões amplas, uma entrada muito grande com um chão de desenho geométrico, colorido com um estilo espanhol. Uma grande cozinha apropriada para cozinhar para toda a família; o seu chão era também de azulejos coloridos. Tínhamos uma varanda muito comprida e estreita, e todos os netos a usavam como parque infantil. O apartamento da minha avó situava-se numa das ruas mais movimentadas de Tunes, a Avenida Londres. O que mais me impressionou neste apartamento, que ficava no segundo andar do prédio, foi uma fotografia muito grande do meu avô, emoldurada a preto e branco, numa parede da sala de jantar. Parecia-me muito bem parecido e também muito distinto. As minhas recordações trazem-me a imagem de um homem com cabelo escuro e um bigode imponente. As pessoas olhavam para ele, mas nunca ninguém falava dele.

Há muitos anos, o meu avô levou o seu segredo bipolar para a sepultura - o segredo e a vergonha da família. A tragédia da sua morte não foi dita, mas o luto foi muito longo - para recordar e não esquecer.

Há apenas alguns anos, abri a conversa e falei com uma das minhas primas em Paris sobre as minhas depressões e sobre o facto de parecerem um problema familiar. Nessa altura, soube por ela que o meu avô se tinha suicidado porque também sofria de depressões.

Fiquei chocada e abalada, parando de respirar por um momento perante a verdade. A minha mãe não me contou nada, tanto mais que ela própria sofria desta doença incrivelmente estranha.

Soube também que a minha avó deu à luz gémeos depois de três filhos: duas lindas meninas que nasceram cegas. Para o meu avô, foi uma tristeza sem fim e talvez um gatilho para a depressão.

Gostava que a minha avó me tivesse contado alguma coisa sobre o seu marido, mas nunca o fez. Terá sido a dificuldade de comunicação, uma vez que ela falava tão pouco francês e eu tão pouco árabe?

A única coisa que a minha mãe me contou foi que, após a morte do meu avô, a minha avó mandou pintar todas as paredes do apartamento de cinzento. E durante anos, dormiu num colchão no chão para chorar o seu marido.

Porque é que o meu avô decidiu acabar com a sua vida? Não poderia ter respondido a essa pergunta há muitos anos. Não poderia ter respondido a essa pergunta quando comecei a minha psicoterapia. Mas agora posso dizer muito sobre isso. Agora, sei o veneno que ele tinha dentro dele. Eu também o tenho. No início, ele não sabia como o combater e não o poderia ter combatido, não sem os conhecimentos que temos hoje sobre a depressão e a doença bipolar.

Ele não conhecia um medicamento como a *Imipramina* e *o lítio*, nem conhecia os meus maravilhosos médicos. O que é que ele sabia? Dores terríveis provenientes de pensamentos que ele não queria ter e que não sabia como combater. Este era o *veneno*: *os* seus próprios *pensamentos* e *os* meus também. Quando este *veneno* controla os nossos pensamentos, deixamos de ser nós próprios. A tua dignidade foi-te retirada sem qualquer razão justificada; o *veneno* envenenou a consciência do meu avô, a minha consciência também, dia após dia, semana após semana, mês após mês e ano após ano. Hoje tu és uma pessoa com um espírito forte que trabalha e gosta da família, amanhã um pedaço de nada! Quem é que quer viver uma vida assim? Só uma pessoa que consegue derrotar estes monstros de pesadelo para voltar a ter sonhos pacíficos o pode dizer! Hoje sei que, sem um tratamento adequado, não vale a pena viver tal degradação. É demasiado desumano.

Em julho de 1941, a minha mãe casou-se com um homem catorze anos mais velho do que ela. O meu pai trabalhava numa farmácia situada perto do apartamento da minha avó. Lá, o meu tio (irmão mais novo da minha mãe) também trabalhava. Foi aí que os meus pais se conheceram!

A minha mãe sempre me disse que amava o meu pai e que nunca aceitou casar com um dos seus primos - uma conspiração familiar. Não era suposto as pessoas casarem com um primo direto, mas algumas pessoas criam as suas próprias regras e as famílias primitivas certamente também o faziam; talvez não conhecessem as regras biológicas. Dois primos da minha mãe casaram por amor; eram ambos bonitos e lembro-me do seu casamento espetacular! Um dos seus filhos nasceu deficiente e viveu toda a vida numa instituição.

As minhas memórias nunca me trouxeram uma imagem de pais amorosos, apesar de a minha mãe garantir que amava o meu pai. Durante anos, interroguei-me sobre a relação dos meus pais. Em criança, não a conseguia compreender e, em adulto, continuava a ser um mistério para mim. Quando melhorei a minha compreensão da minha doença bipolar   não teria sido demasiado ingénua.

Os meus pais viviam numa eterna luta: o meu pai gritava e a minha mãe, demasiado teimosa, não podia ou não sabia como aliviar o ambiente que ela própria criava. Hoje sei das frustrações do meu pai e do sofrimento da minha mãe.

Depois do casamento, os meus pais partilharam um apartamento com os pais do meu pai, destruído por engano em 1942, uma vez que a Tunísia também sofreu com as baixas da Segunda Guerra Mundial.

Os meus pais estavam fora do edifício quando aconteceu, mas a mãe do meu pai morreu lá, bem como uma das suas filhas e dois dos seus netos.

Depois desta tragédia, os meus pais foram viver com a minha avó materna; lá viviam também o irmão e a irmã da minha mãe que ainda não eram casados. A minha avó vendeu o último edifício deixado pelo meu avô e o meu pai pôde comprar uma farmácia por grosso; o meu tio foi trabalhar com ele.

O meu pai desenvolveu muito este negócio e tinha vários empregados: Árabes, cristãos e judeus. Este sítio era a sua glória!

Ali, atrás do balcão, parecia-me muito importante. Era sério e muito corajoso; tinha uma vontade de aço. A sua vida acabaria por provar que precisava de tudo. Ele não sabia, e nunca saberá, que eu precisava ainda mais da sua vontade de aço.

Os meus pais tiveram cinco filhos. Naquela altura, na Tunísia, era muito comum ter muitos filhos. Eu sou o segundo de entre eles. Tiveram quatro raparigas e, por fim, um rapaz que conservaria o nome da família. Foi recebido com alegria e com lágrimas de júbilo.

No *Brit Mila - circuncisão em hebraico* - do meu irmão, tivemos uma cerimónia religiosa em casa para nos lembrarmos da aliança que Deus fez com o nosso antepassado Abraão. Para pertencer ao povo judeu, a criança tinha de ser circuncidada; a celebração e a festa que se seguiram foram inacreditáveis. Isto aconteceu em 1953, no mesmo apartamento onde os meus pais viviam com a minha avó paterna.

Este edifício tinha sido reconstruído depois da guerra e o meu pai comprou o mesmo apartamento onde a minha avó tinha morrido. Mandou rededicar o apartamento. Foi a única vez que vi o meu pai, um homem muito duro, chorar.

E em casa da minha avó, na London Avenue, onde nasci, a minha tia tomava conta de mim e da minha irmã mais velha. Entretanto, a minha mãe andava ocupada com um problema de depressão que começou com o meu nascimento, pelo menos foi o que me disse há alguns anos. Apesar da sua

doença, conseguimos ter uma vida maravilhosa em Tunes, a capital da Tunísia. Esta bela cidade era bastante cosmopolita, com árabes, judeus, cristãos e também italianos. O mercado árabe era muito colorido e os não árabes também trabalhavam lá. O bom tempo era o nosso ingrediente da sorte; estávamos rodeados pelo Mar Mediterrâneo a norte e a leste. Éramos uma família numerosa - como a maioria das famílias religiosas - e estávamos muitas vezes juntos. Todos nós apreciávamos a nossa vida quotidiana, as nossas práticas espirituais e religiosas e os nossos feriados.
Durante o verão, os meus pais alugavam uma casa perto de uma praia ou, por vezes, íamos para as montanhas. Passávamos o verão num estilo de vida privilegiado. A distância entre a nossa casa de praia , onde vivíamos, e a cidade de Tunes, onde o meu pai trabalhava, não era muito longa e ele podia juntar-se a nós à noite. Estávamos lá todo o verão - um lugar no paraíso.
O meu pai era religioso e, nessa altura, os judeus eram apenas judeus ortodoxos; o movimento reformista ainda não existia. Comíamos comida kosher: nada de carne de porco ou marisco. Não era permitido misturar leite e carne e, por isso, os cozinhados concentravam-se na carne e não no queijo. O meu pai não fumava no *Sabbath* (sábado), o nosso dia sagrado semanal. O meu pai ia todas as sextas-feiras à noite e sábados de manhã à sinagoga. Todas as manhãs, ao amanhecer, rezava em casa, sempre virado para leste, para Jerusalém. Não compreendia o hebraico, mas sabia ler e cantar as orações; parecia que compreendia a língua de Deus.
A minha mãe não cozinhava ao sábado. A nossa criada árabe vinha de manhã aquecer o leite para o pequeno-almoço: era a nossa *goy* do *Sabbath* (uma não judia que fazia o trabalho que um judeu não devia fazer nesse dia santo); não era muito ortodoxo obrigá-la a vir trabalhar para nós - a Bíblia diz que os vossos trabalhadores não precisam de trabalhar ao sábado - mas era muito útil. A nossa refeição de sábado ao meio-dia foi aquecida a partir de sexta-feira à noite, numa panela chamada "*cannun*", cheia de carvão e feita de barro. Gostei especialmente da refeição de sábado à noite, um jantar feito ao minuto que o meu pai preparou: Fatias de pão grelhadas com alho, azeite e molho de pimenta feito de raiz pela minha mãe ou pela minha avó. O meu pai também fez uma sopa de tomate tunisina. Estava tudo tão delicioso, mas o meu pai só começava depois de ir à varanda da nossa sala de jantar e ver três estrelas no céu, depois acendia um cigarro, uma obrigação semanal para ele. Adorava estes momentos em família! Hoje, todas estas recordações fazem-me sentir "doente do passado" - "saudade", mas não doente.
No entanto, quando tive a minha primeira depressão em França, aos vinte e nove anos de idade, as minhas memórias da infância perderam as suas belas cores. Falava delas com uma perspetiva cinzenta e negra, e tinha queixas intermináveis sobre a minha vida, a minha família e eu própria - especialmente eu própria. Será que eu era uma pessoa diferente? Era duas pessoas?
Só muitos anos mais tarde, conseguiria esclarecer o insondável a uma pessoa que eu era e que sempre quis compreender o que é a depressão *A minha curiosidade era invulgar e a minha necessidade de saber era ainda mais invulgar.*
O meu pai era um sionista, uma pessoa que acreditava que o povo judeu se devia estabelecer na terra de Israel. Theodore Herzl foi o fundador do movimento no final do século passado. O meu pai era o único da nossa numerosa família que mostrava interesse por Israel. O meu pai ouvia todos os sábados à noite a estação de rádio *Kol Israel*, a "voz de Israel" transmitida a partir de Jerusalém. Israel era a sua paixão e, quando o meu irmão tinha menos de um ano de idade, em 1952, decidiu fazer uma viagem de um mês com a minha mãe ao local onde os nossos antepassados costumavam viver. Os meus pais alugaram uma casa no campo, em Tunes, e nós, os cinco, ficámos lá com a minha avó e a minha tia.
Quando os meus pais regressaram, o meu pai falou-nos das belezas do novo Estado judeu que tinha apenas quatro anos. Falava em estabelecer-se lá; além disso, investiu algum dinheiro para comprar uma farmácia em Jerusalém, Israel.
Mas a situação política em Tunes deteriorou-se, provavelmente devido à criação de Israel como país. Neste protetorado francês da Tunísia, os árabes eram a maioria e, como tal, queriam a sua independência.
Após a independência do Estado de Israel, todas as empresas não muçulmanas sofreram e o meu pai não podia vender a sua loja a um preço

preço razoável. A minha mãe estava "cansada". Foi assim que ela se exprimiu para nos dizer que estava deprimida. Ouvi dizer que ela se sentia "culpada" por ter deixado a mãe com cinco filhos durante um mês. Estranho! Ela não se sentia culpada quando partiu para a sua viagem. Eu era jovem e não conseguia compreender a relação entre estar deprimida e sentir-se culpada

Muito mais tarde, comecei a compreender que quando a auto-confiança da mãe diminuía, a sua força diminuía, o seu sentimento de culpa aumentava e surgia a depressão. Tudo é então multiplicado por um fator desconhecido e torna-se exagerado. A vida não pode ser vivida a um nível normal. A minha mãe sentia tudo como se estivesse a olhar através de uma lupa. Esta era a sua realidade e o seu mundo; não conseguia encontrar a chave para sair desta prisão mental. Na altura, este sistema era um mistério total para os doentes e para os médicos de Tunes e era-o certamente para mim. Isto passava-se por volta dos anos 50

Sim, é possível quebrar este mistério. E eu consegui! Se continuarem a viagem comigo, a doença dos humores deixará de ser um mistério para vós.

Quando a minha mãe estava fatigada, ou seja, cansada em francês, deixava de fazer tudo no apartamento e na cozinha. Já não tricotava nem costurava, embora fosse muito talentosa e criasse coisas lindas! (Nós, os seus filhos, vestíamo-nos todos com o trabalho dos seus dedos).

Nessas alturas, sentava-se numa cadeira ou num canto da cama e não queria vestir-se. Já não era a minha mãe. Ficava a olhar em volta sem qualquer expressão; em que é que estava a pensar? Provavelmente tinha pensamentos estranhos que a deixavam imóvel. Não tinha um aspeto atraente; a depressão deformou-lhe o rosto, será possível?

Quando tinha nove anos, costumava interrogar-me e sussurrar para mim própria: Mãe, o que é este segundo eu em ti? Onde escondeste a tua dignidade? Hoje, aceito-o e compreendo a mudança da beleza para a fealdade, ao compreender os meandros da depressão.

O meu pai também tinha alguns problemas de saúde, pelo que as autoridades judaicas não o deixaram ir para Israel em 1952 com a sua ajuda financeira; a minha mãe queria ficar com a família. Todos estes acontecimentos mudaram o rumo das nossas vidas - foi decidido que iríamos para França. Havia algo de muito intrigante nesta mudança; íamos finalmente para o país sobre o qual tínhamos aprendido na escola durante todo o ano, onde tínhamos desenhado incessantemente o mapa da metrópole.

Deixar a casa que eu amava, a escola em que me destacava e o país que significava tanto para mim assustava-me. Tinha dez anos e estava a pensar como é que a minha vida iria mudar. Reflectia sobre a possibilidade de ir para um país onde a maioria das pessoas não era judia. O meu pai falava da quantidade de dinheiro que não tínhamos; disse-nos que ia comprar uma mercearia como o meu tio fazia. Não teríamos um carro, não teríamos uma praia e não teríamos aquilo de que eu gostava - a minha casa em Tunes.

Na minha pequena bagagem, vieram o meu otimismo e a minha coragem.

Apanhámos um barco de Tunes para Marselha (uma cidade portuária no sul de França), depois um comboio noturno para Paris; foi o que a maioria dos imigrantes da Tunísia fez, mudando-se para Paris. Tinha dez anos quando deixei o país onde era tão bom viver, onde me sentia tão bem.

O ano era 1954. Foi o que fizemos e o que é ser judeu - os meus antepassados de Espanha tiveram de deixar a sua terra natal em 1492, quando ouviram os sinos da partida, e nós também.

Acho que não percebi porquê e o que significava realmente o exílio. Talvez a depressão fosse mais familiar para mim.

Capítulo 2 : Paris, a cidade das luzes

O meu pai comprou uma mercearia numa zona agradável de Paris. Vivíamos num apartamento situado mesmo atrás - um anexo à loja. Começámos a aprender como é a vida numa grande cidade onde os judeus eram uma minoria. A maioria dos judeus veio da Europa de Leste, na altura dos pogroms, no início do século XX. Alguns, como nós, vieram do Norte de África; aí a vida dos judeus já não era segura.

Tudo parecia tão diferente e soava tão diferente do que eu conhecia em Tunes. O sol, quando aparecia, não era suficientemente quente, o verão era muito mais fresco do que eu estava habituado em Tunes. E tinha muitas saudades do Mar Mediterrâneo. O inverno era frio; tínhamos de aquecer o nosso apartamento com carvão guardado na cave.

Chegámos a um belo país europeu, mas as nossas mentes ainda não estavam livres para o desfrutar, e a mudança era demasiado radical. Não tivemos tempo de sair de Tunes porque os motins da população árabe contra os judeus surgiram de repente.

De certa forma, esta situação fez-me lembrar a pressa de Moisés e do povo judeu em fugir do Egito, enquanto o Faraó não queria desistir dos seus escravos.

Não estava pronto para me precipitar; precisava de compreender primeiro...

Sentimo-nos deslocados, estranhos em Paris durante os primeiros meses. Vivíamos entre judeus na Tunísia. Em Paris, só encontrávamos judeus quando íamos a certas zonas da cidade, como *"Belleville"*, onde podíamos sentir o *ambiente* do Norte de África, comprar comida kosher e outros ingredientes tunisinos. As pessoas falavam árabe, por isso sentimo-nos como se estivéssemos em casa.

Os meus pais trabalhavam na loja. Quatro dos meus filhos andavam na escola. Nunca tivemos carro em Paris e tínhamos de apanhar o metro que já conhecíamos; era tão prático e muito agradável. Comprámos os nossos móveis em Tunes e uma das primeiras coisas que o meu pai comprou em Paris foi uma televisão. Obrigado, pai! Isso tornou a nossa mudança um pouco mais suave, muito mais fácil.

Sentia-me uma estranha na Cidade das Luzes, mas era tão excitante para a maioria das pessoas: uma cidade cheia de maravilhas e de cultura. Os meus pais trabalhavam arduamente na loja durante todo o dia e, à noite, uma das minhas irmãs e eu íamos entregar as compras a alguns dos clientes dos meus pais. Isto era difícil para mim, uma rapariga pequena e sensível! Mas eu estava determinada a mostrar que era capaz de fazer muitas coisas; ainda hoje sou mais ou menos assim.

Também me sentia um estranho na escola. Era o único judeu da minha turma e estava a mentir sobre a minha religião. Quando me perguntavam na aula a que igreja ia ao domingo de manhã, eu respondia com uma mentira. Vivendo como uma minoria num país católico, eu
já não tinha orgulho na minha religião e não tinha valores judaicos fortes, apesar de vivermos uma vida muito judaica em Tunes ....

As pessoas da minha terra natal, na Tunísia, não tinham muitos conhecimentos, nem todos os rapazes e raparigas iam à escola e raramente terminavam o 12º ano, mas tinham uma forte crença em Deus, em quem se apoiavam. Muitas pessoas não tinham cultura, mas rezavam com honestidade e fé. Estou convencido da boa vontade e da honestidade dessas pessoas. Fizeram o melhor que podiam... mas não era suficiente para satisfazer as minhas necessidades.

Em Paris, toda a família estava a lutar e a ajudar-se mutuamente, já não era a vida confortável que tínhamos em Tunes, especialmente para o meu pai. Após um curto período, a mercearia não estava a ir tão bem; o meu pai afirmava que as pessoas que sabiam que éramos judeus deixavam de nos comprar. Procurou trabalho na sua profissão e encontrou-o, longe da nossa casa, no 16º *arrondissement*, um bairro de Paris, o bairro da *burguesia*. Tinha dias muito duros e regressava às nove da noite; o meu pai aceitava todas as situações e adaptava-se a elas com orgulho. Sofreu quando o seu estatuto mudou e se tornou um pequeno empregado E eu continuo a admirar
ele em silêncio.

Podíamos encontrar em Paris quase todos os artigos de que precisávamos, como carne principalmente kosher, que tínhamos de tornar ainda mais kosher em casa. Só podíamos comer certos animais e certas

partes do animal. As regras estão escritas no livro do Deuteronómio, um dos cinco livros de Moisés. Para ir a estes locais de compras, a minha mãe levava-me a guiá-la, pois não se desenrascava sozinha no metro. Esta tarefa parecia-lhe muito complicada e não se adaptava a uma cidade nova e grande como Paris. Isto deu-me, desde muito cedo, a oportunidade de me desenrascar em várias situações e de tomar decisões. Talvez eu tivesse uma inclinação para decidir e decidir bem. E a minha mãe estava tão satisfeita comigo; não admira que eu fosse a sua filha preferida.
A minha mãe também estava "*fatigada" (cansada em francês)* em Paris. Queixava-se do frio que se fazia sentir. Quando não estava "*cansada",* a minha mãe era normalmente ativa. Mas durante os seus períodos de depressão, passava a maior parte do tempo em silêncio. Lembro-me de ela estar dependente de mim; eu era o seu guia permanente, como se ela fosse a minha protegida, e eu a sua mãe. Eu ajudava-a na loja. Vendia mercearias, pesava legumes e frutas, somava preços e dava trocos. Não admira que tenha acabado por ser professora de matemática!
As minhas amigas brincavam com bonecas; eu brincava com dinheiro. As longas horas na loja revelaram-se demasiado longas para mim e para o meu pequeno corpo, mas eu sempre quis mostrar o que sabia fazer.
A minha mãe simplesmente não conseguia fazer nada sozinha. As palavras "*Je ne sais pas",* que significa "não sei" em francês, constituíam a maior parte do seu vocabulário; estavam escritas na sua testa. *"Je ne sais pas"* que refeição preparar hoje; "*Je ne sais pas* como" chegar a este sítio ou a outro; *"Je ne sais pas"* que cor escolher para um vestido. A lista não pára. E os anos passavam, e não havia mudança no seu "*je ne sais pas".* Em criança, não conseguia perceber porque é que as decisões eram tão difíceis para a minha mãe. Ela não sabia que tinha um problema com o *"Je ne sais pas*". Muito estranho!
Claro que não consegui fazer a ligação entre o "*Je ne sais pas"* e a doença da minha mãe.
Hoje, sei como misturar humor, depressão e *"Jed ne sais pas".* Eles andam de mãos dadas na doença. Compreendi-o muito mais tarde, quando passei pelas minhas próprias depressões.
Os meus pais não gostavam de viver em Paris. A minha mãe falava do tempo como se o tempo estivesse a contribuir para a sua doença. O meu pai não gostava da ideia de ter quatro filhas e um filho a casar com pessoas não judias. Não, ele não suportava essa ideia e queria evitar que isso acontecesse. Mais uma vez, os nossos pais não pediram a nossa opinião.
Fomos bem na escola e começámos a gostar de Paris; habituámo-nos a esta vida tão diferente da de Tunes, a nossa terra natal. Uma nova mudança estava a chegar e nós, as crianças, não tínhamos nada a dizer.
Na minha imaginação, íamos instalar-nos em Israel para conhecer o deserto, um lugar sem estradas, com rochas e montanhas por todo o lado. A minha surpresa seria imensa.
Os judeus errantes continuam a vaguear.

Capítulo 3 : Israel - Finalmente a nossa casa

Obviamente, éramos os judeus errantes e não tínhamos um lugar próprio para viver; senti-o na pele. De exílio em exílio, e eu continuava a não compreender o que me estava a acontecer. Mais uma vez, ouvimos "os sinos da partida" e, em *Marselha*, um barco italiano chamado *"Pache"* - que significa paz - estava à espera para levar imigrantes judeus para um pequeno país com poucos habitantes. Fomos sete para Israel; o ano era 1958, dois anos depois da guerra do Suez entre Israel e o Egito.

Passámos seis dias no barco. Seis dias de descontração no coração do Mar Mediterrâneo, o mar da minha infância. Passei muitos bons momentos com muita comida boa, mas a minha coisa preferida era depois do jantar, quando as pessoas se juntavam no convés; o som das ondas e da brisa acompanhava-nos. Uma orquestra tocava sobretudo música italiana e também música americana. Era romântico e as pessoas dançavam no convés. Que ambiente fantástico! Gostei muito e fiquei ainda mais entusiasmada quando um dos capitães me convidou para dançar. Eu tinha apenas catorze anos, e que pena! Depois dessa dança, esqueci-me rapidamente que a minha alma foi feita para o romance, a dança e a música.

A última noite no barco foi muito curta. Levantámo-nos às quatro da manhã; a nossa chegada à baía de Haifa estava prevista para pouco depois das cinco. O sol ainda não tinha nascido, a sua rotina não tinha sido perturbada pelo facto de termos chegado à nossa terra - a Terra Santa - e, no horizonte, a neblina e as nuvens impediam-nos de ver e espreitar a cidade de Haifa. Então, de repente, pudemos vê-la: uma imagem bela e impressionante. A cidade foi construída sobre uma montanha, o Monte Carmelo, que significa "monte do vinho". Eu esperava ir para um país primitivo, com pedras por todo o lado e tendas no cimo das montanhas. Os meus olhos, tão sedentos de beleza, fizeram desta imagem deslumbrante uma recordação viva, naquele dia e para sempre.

Passámos mais algumas horas no barco, para fins burocráticos, e fizemos a mesma coisa quando saímos do barco. Os papéis são preenchidos, em francês, suponho, e os nossos bilhetes de identidade tunisinos são-nos retirados. Naquela sala enorme, a "Ellis Island israelita", as pessoas estavam emocionalmente exaustas. No cimo da parede e à nossa frente, havia uma grande fotografia do líder do movimento sionista, Theodore Herzl, e por baixo da fotografia estavam escritas as suas palavras: "Se desejares, não será um sonho". Olhei para a cara do meu pai; para ele, o seu sonho tinha-se tornado realidade.

Fomos colocados com várias outras famílias num grande camião e fomos levados quinze milhas a nordeste de Haifa, para uma pequena aldeia de doze mil pessoas. Fomos colocados em casas novas, uma espécie de casas móveis. As casas não se moviam, mas também não pareciam muito estáveis. A sua base era cimentada, as casas eram feitas com paredes muito finas e não pareciam duráveis. Era o que o país podia pagar. Deram-nos alguns alimentos e selos para comprar açúcar, farinha, óleo e outros ingredientes básicos. Não tinha a sensação de que estávamos a subir de estatuto social! Mas habituámo-nos muito facilmente a este pequeno país e aos seus habitantes. Não nos sentíamos estranhos nem desconhecidos, apesar de termos de aprender muito sobre o país e a sua língua; tínhamos de nos habituar às pessoas que nunca tínhamos conhecido antes; e eram os judeus da Europa de Leste (russos, polacos, romenos, húngaros, etc.). Eram muito diferentes de nós; muitos deles falavam iídiche, uma mistura de alemão e hebraico.

Os primeiros judeus chegaram a Israel vindos da Europa de Leste, antes da criação do Estado judaico (então chamado Palestina); os judeus sefarditas chegaram mais tarde (sobretudo do Norte de África). A sua história e a sua cultura também eram diferentes: a maioria dos Ashkenazi - os judeus de Leste - eram mais instruídos do que a maioria de nós, vindos do Norte de África; não admira que muitos de nós se sentissem intimidados. No entanto, éramos irmãos e irmãs!

A nossa família foi bem tratada em Israel. O meu pai começou a trabalhar passados alguns meses. De diretor bem sucedido de uma empresa farmacêutica na Tunísia durante mais de dez anos, passou a ser um empregado de nível inferior em Israel. Apesar da mudança significativa no seu estatuto profissional, o meu pai continuou a perseverar. Quando o espírito está em alta, o que é que pode ir abaixo? E hoje, mais do que nunca, tenho pelo meu pai uma admiração infinita que não se desvanece. Não era falador e nunca se queixou, mesmo nos maus momentos. Tinha uma doença, o *enfisema*, uma mulher doente e cinco filhos de que tanto se orgulhava. Aceitava qualquer infortúnio e era forte.

A minha mãe estava ocupada a trabalhar em casa com cinco filhos e sem máquina de lavar roupa, fazendo as suas compras nos sítios mais baratos que havia. Levantava-se muitas vezes às quatro da manhã; havia sempre algo para lavar, algo para coser e muito para cozinhar. Quem é que se pode dar ao luxo de estar deprimido? Passaram cinco anos e a minha mãe não disse *"Je suis fatiguée"*.

As minhas irmãs, o meu irmão e eu fomos para as escolas que nos foram atribuídas. Pessoas idosas e jovens ajudavam-nos com a língua dos nossos antepassados. Que língua estranha! Aprendemos a escrever da direita para a esquerda, com as vogais por baixo das consoantes. Era a língua em que os nossos antepassados rezavam, mas com a qual nunca falavam. Era a língua em que liam a Tora nos feriados, na sinagoga, e nos mercados, onde também se lia a Tora.

Em cada Páscoa - na festa judaica que celebra a libertação da escravatura no Egito - o nosso povo lê a História do Êxodo do Egito. Aí podemos encontrar o famoso verso "*No próximo ano, em Jerusalém, Reconstrói*".

Tornou-se a nossa verdade, só porque o meu pai assim o quis.

Capítulo 4 : **Black ... A minha vida é negra**

Já não estava no exílio, diziam os meus pais e toda a gente à minha volta; esta é a tua casa, a casa do povo judeu. Embora gostasse do sítio e das pessoas, senti-me perdido no início; apercebi-me de que me faltavam muitos conhecimentos sobre a nossa origem judaica, a nossa história judaica de gerações e sobre o renascimento de Israel. Tinha catorze anos e já tinha dois exílios atrás de mim, com muitas perguntas sem resposta!

Andei no liceu em Israel. Lá ajudei alguns dos alunos da minha turma em matemática e francês, e eles ajudavam-me nos estudos da Bíblia, história, hebraico e literatura. Todos estes cursos de hebraico não eram fáceis para mim, mas os meus amigos eram muito dedicados e deram-me muito do seu tempo e ajuda.

Eu não sabia hebraico em Tunes e as mulheres judias não podiam rezar na sinagoga. Tudo o que aprendíamos na escola era em francês ou em árabe como segunda língua. Não conhecia a história judaica, não conhecia a minha própria história. Eu era um judeu que queria e precisava de conhecimentos, explicações e conversas. Precisava de estar seguro e de satisfazer a minha curiosidade. Acho que não deixei que os meus pais me lessem a mente, nem que estivessem disponíveis para mim, mas fizeram o seu melhor.

E eu precisava dessa ajuda porque tinha um objetivo. Desde os quatro anos de idade que sabia que queria ser professora. Sim, lembro-me desses dias, desses dias quentes de Tunes no verão, onde por vezes o calor era muito intenso. Esta onda de calor chama-se *"siroco"* em francês, em árabe e em hebraico chama-se "*hamsin*". Era um vento quente e ventoso do deserto e, se parece muito exótico, então era uma dor exótica que podia durar alguns dias e que era difícil de suportar. Não era aconselhável sair à rua durante estes ventos, mas dentro dos apartamentos não havia ar condicionado, e nós também sofríamos frequentemente de dores de cabeça dolorosas.

O *"siroco"* é também comum nas montanhas do Atlas, no Norte de África, onde o deserto se mostra no seu melhor. Os meus pais, irmãs e irmão dormiam a sesta nesses dias quentes. Eu também dormia a sesta, mas assim que todos dormiam, saltava da minha cama, ia para um quarto vazio e tornava-me professor durante uma ou duas horas. Esta "professora cujo nome era *Machou"* preparava cadernos com o nome de cada um dos seus alunos. Eu tinha alunos invisíveis, mas eles eram muito reais para mim, e eu levantava a voz quando era necessário. Este foi o início do meu sonho de ser professora.

A nossa vida não se tornou mais fácil em Israel. Mudámo-nos daquele apartamento temporário para um apartamento de três assoalhadas que o meu pai comprou com o dinheiro da venda da loja em Paris. Talvez não me deva queixar das nossas condições; os imigrantes que tinham chegado alguns anos antes de nós viveram durante bastante tempo em tendas. As pessoas em geral não se queixavam; a maioria era sionista e estava feliz por estar na terra dos judeus, mesmo que tivesse de dormir no chão dos judeus.

A minha mãe não trabalhava fora do apartamento; estava ocupada com as sete pessoas que viviam lá dentro. Um salário não era suficiente para esta família de sete pessoas e, por vezes, o meu pai pedia dinheiro emprestado aos colegas de trabalho. Apesar disso, havia uma atmosfera em Israel que nunca tínhamos conhecido antes: viver entre judeus no nosso próprio país, sentir as nossas férias em todo o lado - em casa, na escola, no trabalho, na rua - era um estímulo para a alma. Isto era muito novo, e nós viemos para ficar!

Desenvolveu-se em mim um sentimento de orgulho por este único país, que nunca desapareceu, apesar de eu ter deixado o meu país para viver noutro lugar do mundo.

Na minha escola secundária era divertido e os alunos vinham com roupa informal. Normalmente andávamos de bicicleta; éramos muito cosmopolitas e, por isso, não me sentia muito diferente. Tínhamos um professor polaco de matemática, um professor russo de física, um professor romeno de química e um professor americano que nos ensinava inglês. O nosso diretor era um *Sabra*.

Literalmente, este é o nome de um cato que cresce tão bem nos lugares mais quentes, onde só há areia e nenhuma sombra. No interior do cato, há um fruto amarelo alaranjado que é comestível; é sumarento e doce, e a forma de o colher é com uma faca ou outro utensílio, mas não tente pegar neste fruto sem uma luva ou um garfo - os espinhos afiados podem cortar a carne como uma faca na manteiga quente

- pode magoá-lo a sério. *Sabra* é também um nome para qualquer judeu nascido no país de Israel, e há, naturalmente, uma analogia, uma vez que um cidadão nascido em Israel pode ser "duro" no início, mas mais tarde mostrará os seus sinais interiores de sensibilidade suave e gentileza. E para mim o povo judeu tornou-se um povo único com um país único. São o resultado de uma história única.
Consegui terminar o liceu, mas não era um adolescente feliz e estava descontente com o ambiente em casa. Sentia uma relação aborrecida entre a minha mãe e o meu pai; ouvia-os a discutir muito na cozinha, de madrugada. Nós, os filhos, nunca conversávamos com eles. A minha irmã mais velha ia para os dezanove anos e eu para os dezassete. A única coisa que nos pediam era que nos portássemos bem e que estudássemos. Não percebia porque é que os meus pais não se comportavam bem e, sobretudo, tinha muito medo dos gritos do meu pai.
Aos sábados, a situação agravava-se sempre. O meu pai não fumava por razões religiosas. Isso tornava-o irritável, o que se revelava um bom ponto de partida para mais uma discussão.
Lembro-me de uma vez em Tunes, mais uma vez num sábado à noite entre muitas outras, os meus pais estavam prontos para ir a um espetáculo quando, de repente, o meu pai se zangou com a minha mãe e rasgou os bilhetes. Quando se é criança, é muito difícil compreender essas discussões e saber quem tem razão, e é ainda mais difícil quando as duas pessoas envolvidas são a nossa mãe e o nosso pai. Quem é o mau da fita? É a mãe ou talvez o pai? Uma experiência assustadora!
Também é mais difícil compreender o ambiente quando não se sabe realmente, mas se interroga sobre uma estranha doença mental na família, sobre a qual ninguém se preocupa em falar. Estes acontecimentos e perguntas misturam tudo na pequena cabeça de uma menina curiosa. Mas eu precisava de saber, observar à minha volta nunca respondia às minhas perguntas.
Depois do liceu, fui, como todos os homens e mulheres em Israel, chamado para o exército. Uma parte foi aborrecida, outra parte foi agradável, e algumas partes foram inspiradoras. Alistei-me nas forças israelitas durante vinte meses, como todas as raparigas. Aprendi a disparar uma arma, mas não gostei. O exército não era uma carreira para mim.
Durante esse período, fui a Jerusalém para me inscrever num curso de bacharelato no Departamento de Matemática da Universidade Hebraica de Jerusalém, na parte da cidade chamada *Givat-Ram.* Nessa altura, a antiga universidade na parte oriental de Jerusalém não estava nas mãos de Israel, uma vez que Jerusalém estava dividida desde 1948.
Durante o meu segundo ano no exército, aconteceu uma coisa terrível na minha família. Este horror não pode ser apagado do meu subconsciente, nem da minha consciência. Como é que estas coisas podem acontecer? Porque é que acontecem? Porque é que uma mãe de cinco filhos meigos e bem comportados tenta suicidar-se???
Nós, os seus filhos, tínhamos aprendido demasiado bem a miséria e a realidade do mundo real: no entanto, não conhecíamos os problemas da nossa própria casa.
Num sábado de manhã, ouvimos os meus pais a discutirem - uma rotina de sábado, nada de novo, e a coisa acalmou. A minha mãe foi para o quarto; passava grande parte do tempo deitada na cama. É muito comum uma pessoa deprimida refugiar-se na cama - mas, paradoxalmente, é o pior remédio para a doença a que chamamos depressão, servindo apenas para agravar os sentimentos de desespero e culpa. A minha mãe não compreendia este círculo vicioso.
O meu pai estava a ler na sala de estar, a minha irmã mais velha estava a trabalhar, os outros miúdos entravam e saíam e eu estava em casa. Por volta do início da tarde, o meu pai foi para o seu quarto dormir uma sesta e encontrou a minha mãe sem vida no rosto. Tentou acordá-la, mas não conseguiu; ela não respondia. Mais uma vez, fiquei encarregue de chamar uma ambulância; tive de recorrer a um vizinho, uma vez que não tínhamos telefone - um artigo de luxo naquela altura em Israel. Vinte minutos depois, a ambulância chegou e levámos o meu pai, a minha mãe que não respondia e eu para o hospital.
Sim, a minha mãe tinha tentado suicidar-se, e tinha usado a forma mais comum. Com antidepressivos à mão, ela simplesmente tomou um monte deles. Será que ela queria assustar-nos e fazer-nos sentir culpados? Será que o seu sofrimento era tão grande que ela não o conseguia suportar? Estas eram perguntas comuns a esta situação invulgar - não sabíamos a resposta a essas perguntas.

Após uma hora no hospital, soubemos que ela estava viva. Nós, os filhos, nunca falámos da tentativa de suicídio da minha mãe; foi apenas um incidente! Não falámos nem com o pai, nem com a mãe, nem entre os filhos, porque era o costume: guardar o assunto para dentro de casa até ficarmos enjoados!
A minha mãe regressou a casa passados uns dias e, alguns dias depois, foi-lhe marcado um internamento num hospital psiquiátrico com portas e janelas fechadas à chave.
Neste hospital, havia um jardim com muros altos à volta. Visitei a minha mãe a caminho da minha base militar . Ali pude ver todo o tipo de pessoas; parecia-me que as suas doenças se reflectiam nos seus rostos, enquanto nós, as pessoas de fora, tentávamos mostrar os nossos rostos passivos... Estavam a pedir compaixão, compaixão essa que se manteve afastada deles e que talvez nunca venha a existir, só porque as pessoas têm medo - medo de pessoas assustadoras.
Depois de a ter visitado no hospital, tive de refletir sobre o tipo de pessoas que vivem no nosso planeta, incluindo, claro, a minha própria mãe.
Sentia-me tão só, tão triste. Sentia que a vida me puxava e eu não a controlava.
Comecei os meus estudos na universidade em 1967, um ano antes da Guerra dos Seis Dias. No início, estava feliz por ter deixado a casa dos meus pais. Começar de novo a estudar agradava-me; sempre fui sério e curioso e pensei que me ia sair bem. Mas não tardaria a desiludir-me.
Talvez a doença que trazia comigo e dentro de mim, da qual não tinha consciência, fosse a razão para a falta de concentração, a dificuldade em focar, a falta de maturidade e muito mais As minhas notas eram
marginal.
Durante o período dos meus estudos na Cidade Santa, conheci um cavalheiro encantador numa aula de estatística. Apaixonei-me por ele com todo o meu ser. Foi uma atração à primeira vista, a atração da minha vida. Foi uma atração à primeira vista, a atração da minha vida; nessa altura, não sabia que era uma mulher maníaco-depressiva; não conhecia os tesouros que havia em mim.
Encontrávamo-nos todas as segundas-feiras à noite na aula e ficámos amigos. Ele era bonito, inteligente e muito culto; a religião era o seu ponto forte, uma herança da sua família. Eu era tímida, sentia-me mal na minha pele, tinha vergonha dos meus pais e da doença da minha mãe. Estava em desvantagem, e hoje sei que poderia ter usado o que o veneno em mim tem vindo a estragar desde a minha tenra idade. O nosso romance não durou, apesar de termos tido uma relação sexual. Faltava-me uma ferramenta que me poderia ter proporcionado uma experiência maravilhosa; a minha "mania" teria sido uma boa receita e teria dado uma vantagem invulgar ao Amor. Ele não apareceu; estava enterrado, possivelmente sob emoções nebulosas.
Mais uma vez, a minha desconexão com o meu mundo interior funcionou contra mim. Do meu ponto de vista, e apesar de ter sentido que o amor devia ser extraordinariamente gratificante. Eu não cresci com as minhas emoções reais e com a minha idade, e ele sentiu-o.
A guerra de 1967 começou quando eu estava no meu segundo ano na Universidade de Jerusalém. Estudantes, professores e funcionários foram convocados para um esforço nacional de apoio ao exército, e não me lembro de ter havido desertores. A guerra foi um triunfo. Havia o sentimento de sermos uma só nação, de nos ajudarmos uns aos outros; toda a população estava a trabalhar e estava orgulhosa da vitória. Eu também fui chamado para o exército.
Os alunos regressaram aos estudos passadas algumas semanas, e eu também. A primeira atividade dos alunos não foi voltar aos seus livros, mas percorrer a cidade reunificada. A atração era a cidade velha, com os seus quatro bairros: o judeu, o arménio, o cristão e o árabe. Cada um deles era muito diferente, e todos tinham a cor devida às diferentes religiões. O oriente com o ocidente na cidade dos extremos: ortodoxos ao lado de ateus, judeus ao lado de árabes. Foi feita para a paz - como diz o seu nome - mas viveu na guerra. Jerusalém foi contada e cantada por inúmeros escritores.
Depois de ter passado três anos em Jerusalém, obtive o meu diploma e, em breve, chegou a altura de deixar a cidade de ouro, a "Jerusalém de Ouro". Separei-me do homem que amava, o homem que guardei na minha mente e com o qual sonhei durante anos.
Regressei à minha terra natal e fui viver com os meus pais, uma solução fácil e sem grandes

responsabilidades. Arranjei um emprego como professora; era a minha única luz num período de escuridão e, embora não sentisse ainda qualquer depressão clínica, sentia-me constantemente oprimida - algo que não conseguia analisar. Será que não tinha direito à felicidade? Sentia-me diferente das pessoas, dos meus próprios irmãos; mas as respostas não estavam ao meu alcance - talvez escondidas numa nuvem?

Este período de escuridão, que começou, creio eu, por volta da minha adolescência, oscilou e nunca me abandonou até eu ficar clinicamente doente.

Gostava de ensinar e tinha amigos na escola. Todas as manhãs encontrava um senhor simpático e casado com quem me divertia no autocarro. Mas, de um modo geral, não era muito sociável, havia algo de estranho a viajar dentro de mim que escondia dos meus pais, dos meus irmãos, dos meus amigos e, certamente, de mim própria.

Não é uma pena que a psicoterapia não estivesse no meu vocabulário nem nos meus pensamentos nessa altura? Será que alguma vez prestei atenção aos meus pensamentos? E mantive o lume brando. Deixei as cores da minha vida com uma menina bonita e com uns olhos lindos, e não sei o que lhe aconteceu. Para mim, ***Machou*** estava ligada à minha tenra idade e, se inconscientemente procurava algo na vida, provavelmente procurava-a e precisava da sua ajuda. Regressar a ela talvez resolva o puzzle da minha vida que tanto me despertava curiosidade.

E só a encontrarei durante a minha doença.

Sabia que havia algo de errado comigo, mas também sabia que tinha sido uma rapariga simpática e inteligente em Tunes. *A Machou* era vital para mim porque não era aborrecida, onde é que eu errei? *Machou* era o meu potencial, e eu tinha quatro anos quando me separei dela.

Uma desconexão!!!

Com ela, reencontrarei o meu amor pela música, o meu amor pela escrita, a minha fé, os meus sentimentos, o meu amor pelo Amor, o meu sentido de humor e talvez mais.

Mas o inverno no meu coração não prometia acabar; era frio, era cinzento e, por cima, uma grande nuvem como ornamento. Eu não sabia qual era o meu potencial. Não sabia em que circunstâncias me tinha separado do melhor de mim.

A minha vida continuou. No interior, não havia qualquer sinal de esperança. Por fora, eu parecia otimista; não gritava o meu sentimento doloroso - um interior tão aborrecido.

A minha vida era aborrecida quando não estava a ensinar. Não conseguia exteriorizar nada de feliz ou colorido .... Como é que eu podia conseguir alguma interesse pela vida? Esta era uma pergunta a que qualquer pessoa poderia ter respondido, mesmo que não fosse eu.

Dentro de mim não havia esperança, e alguns versículos da Bíblia descreviam tão bem o meu estado de espírito: "Tudo é agonia, destruição ... Passa uma geração e vem outra, mas o mundo permanecerá o mesmo para sempre" (Eclesiastes, *Kohelet* em hebraico). O versículo seguinte também é famoso: "Para tudo há um tempo, um tempo para nascer, um tempo para morrer, um tempo para plantar e um tempo para arrancar, um tempo para chorar, um tempo para rir, um tempo para lamentar, um tempo para dançar" (Eclesiastes, *Kohelet* em hebraico). Pior ainda, era como se o "meu tempo" nunca mudasse. Olhando para o horizonte, não via quando chegaria a minha hora de dançar. O meu tempo era sempre o mesmo, e as minhas dores não estavam em lado nenhum e em todo o lado.

Depois de trabalhar durante três anos e meio, quando nada acontecia na minha vida social, uma amiga convidou-me para uma festa em sua casa. Disse-me que queria apresentar-me a um senhor francês que tinha vindo estudar para Israel e conhecemo-nos. O seu hebraico não era muito bom, pois estava no país há poucos meses. Não lhe dei a conhecer que falava francês - gostava de falar a língua dos meus antepassados.

Este homem era certamente muito inteligente, um pouco mais alto do que eu e três anos mais novo. Estava interessada em voltar a encontrá-lo.

Ele foi passar o verão com a família na Europa e, quando regressou, encontrámo-nos novamente. Encontrámo-nos uma vez; encontrámo-nos duas vezes, e até mais. Em março de 1972, veio visitar-me a um *kibutz* onde eu e os meus alunos estávamos a fazer trabalho voluntário durante uma semana.

Esse homem disse-me então que queria casar comigo, sem flores e sem qualquer tipo de cerimónia. Fiquei chocada e surpreendida, e também feliz, quando ele me pediu em casamento. Devo ter respondido "sim" porque me tornei sua mulher durante trinta e um anos.
Nesse mesmo mês de março, tivemos o feriado da Páscoa em Israel. Eu tinha duas semanas de férias; o meu noivo não estava a estudar. Fomos juntos à Europa; conhecemos a família dele; fizeram-nos uma festa de noivado com muitos presentes. Parecia que a família dele tinha muita auto-confiança e muitos amigos; gostei disso.
Nessa festa, conheci uma senhora muito bonita, faladora e interessante - era tia da minha noiva; o seu falecido marido era irmão da minha futura sogra. Esta senhora tinha dois filhos deficientes da idade do meu noivo... pediram-lhe que não trouxesse os filhos para a festa.
Fiquei muito curioso acerca desta mulher impressionante e perguntei-lhe mais pormenores. Assim, fiquei a saber que tinha nascido numa *"burguesia"* judaica no Líbano e que o pai trabalhava no sector diplomático, pelo que tinha vivido em muitos países e sabia muitas línguas.
A sua história dramática e dolorosa tinha começado depois do seu casamento com um homem poderoso do mundo dos negócios. Estavam felizes por anunciar o nascimento do seu primeiro filho, um rapaz. Menos de dois anos depois, veio uma rapariga. A família vivia no Japão, onde o pai trabalhava num negócio de pérolas. Tinha um talento familiar para os negócios e fez fortuna; *as gueixas* passeavam-se pela casa e a vida social era uma obrigação e um prazer.
Infelizmente, estas duas crianças, que nasceram perfeitamente normais, começaram a deteriorar-se muito rapidamente, desenvolvendo convulsões logo após o seu primeiro aniversário, seguidas de deficiências acentuadas antes de entrarem para a escola.
Embora fosse um homem de negócios forte, o pai era demasiado fraco emocionalmente para lidar com a situação; a mãe enérgica levava os filhos e as amas para todo o mundo, mas não havia diagnóstico para aqueles rapazes e raparigas. A maioria dos psicólogos e psiquiatras disse à mãe que as crianças precisavam de amor. Os muitos médicos informaram-na de que não conheciam um diagnóstico para o que viam e ouviam.
Nós, mães, estamos muitas vezes à frente dos médicos; damos este amor incondicional aos nossos filhos que crescem no nosso ventre.
Como se não bastasse, a situação médica foi agravada por crises de epilepsia que começaram na puberdade. As escolas do Japão, tal como as da Europa, deixaram de aceitar estas duas crianças.
O pai morreu de ataque cardíaco e de tristeza pelos seus filhos. A tristeza pode matar, mas talvez os medos e a fraqueza matem mais depressa. O seu mundo de sucesso não conseguiu vencer o seu carácter fraco. Ele tinha menos de sessenta anos quando isso aconteceu. E a bela senhora deixou o Japão para viver ao lado da sua família em Paris. O seu filho morreu mais tarde, quando tinha vinte anos de idade. A filha continua viva e vive numa instituição nos arredores de Paris. Ainda não falámos sobre o autismo na família. Não falámos de todo.
Perguntei à minha futura sogra porque é que aquelas crianças eram deficientes. Ela respondeu-me vagamente que a mãe deles tinha ancas muito estreitas e que o parto tinha sido complicado. Esta não foi a primeira mentira da mãe do meu noivo; as mentiras eram a sua segunda natureza.
Eu estava sempre a incomodá-la com perguntas e, por acaso, ela também me disse que esta linda mãe tinha uma tia que era louca. A minha sogra acrescentou então uma outra versão à sua segunda mentira, dizendo que a mãe tinha tomado muitos comprimidos durante a gravidez. Nunca perguntei que tipo de comprimidos; preferi apenas fazer-lhe um olhar de incredulidade contra o olhar das suas mentiras. Eu estava tão intrigada que não sabia nada sobre estas pessoas com inteligência e dois filhos atrasados mentais.
Regressámos a Israel, discutimos o casamento para o mês de julho, num hotel na montanha Carmel, em Haifa. Mas antes tínhamos de nos registar no gabinete rabínico, uma vez que qualquer casamento judaico tinha de ser conduzido por um rabino, de acordo com as nossas regras religiosas. Fiquei surpreendida com o facto de o meu noivo ter tido tanta dificuldade em atravessar a rua para entrar naquele edifício. Demorei pelo menos uma hora a persuadir-me e fui a primeira a atravessar a rua. Muito estranho, pensei!

Uma semana antes do casamento, o meu noivo telefonou à mãe, dizendo-lhe que não tinha a certeza se queria casar. A mãe dele falou com ele e convenceu-o de que devia casar comigo; acrescentou que eu era uma boa pessoa. Talvez fosse mais uma mentira no seu vocabulário - tive a estranha sensação de que ela não gostava de mim.
Hoje, ainda me pergunto se foi bom para mim e para ela insistir neste casamento.
Nessa altura, o meu noivo não mostrava qualquer autoconfiança e eu não conseguia explicar a mim própria esses incidentes. Talvez não estivesse interessada em compreendê-los ou explicá-los; queria casar-me e esqueci-me desses incidentes.
No dia do casamento, o meu noivo teve de engolir vários comprimidos de Valium para acalmar a sua ansiedade. Casámos, foi uma festa linda, mas o meu marido esqueceu-se de sugerir uma lua de mel.
Desde o início da nossa vida em comum, ele nunca pensou em falar de si próprio - a sua conversa era apenas sobre amigos, família - mas não sobre ele próprio. Era um estranho em casa e um estranho para mim.
Eu também tinha os meus problemas - esta nuvem tanto nos dias de sol como nos dias mais sombrios; todos eram dias insignificantes.
Mas sempre tive um cantinho chamado *Otimismo;* ele sustentou-me sempre e um dia vou usá-lo - com uma mente mais clara.

Capítulo 5 : O meu ex-marido - a sua juventude

Marc nasceu em 1947, depois da Segunda Guerra Mundial, em França. O seu pai era um judeu alemão de uma família religiosa de Munique. O pai conheceu a mãe, que tinha nascido no Médio Oriente. Conheceram-se na Europa, onde vivia um primo dela. Foi um casamento arranjado pela sua prima Arlette. Os dois conheceram-se, ficaram noivos, mas não puderam casar de imediato devido ao início da Segunda Guerra Mundial.

Ela regressou a casa, às suas actividades como professora; o noivo não teve outra alternativa senão esconder-se em França. Quase foi apanhado na parte de França ocupada pelos alemães e decidiu atravessar o Mediterrâneo e servir na Legião Francesa em Alger. Entretanto, um irmão e uma irmã dele obtiveram uma autorização para emigrar para os EUA. A parte da sua família que ficou na Alemanha pereceu em campos de concentração, a terrível crueldade de todos os tempos.

Quatro anos mais tarde, os dois conheceram-se após uma longa troca de cartas e casaram em França. Começou a trabalhar como vendedor, mas não tinha carro; carregava as malas para ir de um lado para o outro, sobretudo de comboio. Só vinha a casa aos fins-de-semana, um homem trabalhador.

Não o conheci; morreu de cancro do pulmão quando o meu marido tinha vinte anos. No último ano da sua vida, abriu finalmente um negócio próprio. O meu cunhado, que tinha dezassete anos e muito talento para os negócios, ficou encarregue do negócio após a morte do pai. Foi um milagre a minha sogra ter aceite a decisão de abrir uma empresa, apesar da sua constante ansiedade.

Sempre disse ao meu marido que gostava de ter conhecido o pai dele. As conversas sobre ele, as fotografias nos álbuns, o encontro com a família nos EUA - tudo me ajudou a visualizá-lo - e penso que era um homem com quem me teria dado bem.

A mãe do Marc era muito exigente para com os filhos, que deviam ter um bom desempenho escolar. Comiam quantidades enormes de comida e deviam ser extremamente educados com a família e os amigos da família. No inverno, quando os rapazes saíam para a escola ou para brincar, ela vestia-os a rigor. O resultado era que nunca faltavam a uma doença. A minha sogra nunca foi uma pessoa agradável para mim, nem era sincera com os seus amigos ou com as pessoas em geral. De facto, nunca era natural quando a ansiedade a dominava. Apenas os seus filhos estavam apaixonados por ela.

Ela não trabalhava quando os miúdos eram pequenos. Os rapazes tinham uma ama. A mãe deles tinha ajuda em casa e passava muito do seu tempo com amigos intelectuais não judeus, indo ao teatro e à ópera. Ela era uma leitora. A maior parte das vezes, tinha vergonha de ser judia e tinha opiniões muito fortes e negativas sobre qualquer política e políticos israelitas.

Quando o meu marido me contou, ela impediu o seu próprio marido de experimentar muitas coisas novas devido à sua ansiedade - uma delas era emigrar para os EUA - Para mim, estas duas pessoas não combinavam.

O pai de Marco era religioso; a mãe gostava de comer camarão. Ela era uma intelectual, ele não. Ela era desonesta e ele era o oposto. Ele era sério e modesto, ela sentia-se bem num mundo de palavras e hipocrisia. Ela era a personalidade dominante em casa, e ele era calado.

Depois da sua primeira visita a casa dos meus pais, e antes do casamento, a minha família simples e honesta recebeu-a e aos seus filhos com todo o respeito. Os meus pais, as minhas irmãs e o meu irmão, assim como eu próprio, não conseguiam perceber bem como é que eles eram. A minha família dizia que os meus sogros pareciam ser hipócritas e desonestos na sua linguagem, o meu pai observava medos onde um dos seus complementos.

Na base das pessoas hipócritas, a mentira é rei, e eu descobri isso ao viver com esta família; foi sufocante.

O que é que eu pensei na altura? Apenas uma coisa: estava entusiasmado por me casar e por poder usar o nome dela em breve.

Na mesma altura, a minha sogra pediu-me que a tratasse por "mãe". Eu não estava preparada para isso; a sua autoridade assustava-me. Ela fez um grande alarido por causa disso. Um de nós ganhou - ela ganhou!

Rapidamente fiquei a conhecer os seus modos autoritários e os seus estranhos medos. Comecei a não gostar muito dela. Em breve, deixarei de gostar dela.

Capítulo 6 : Um ano depois do nosso casamento

Deixei Israel e fui para França depois do meu casamento, seguindo os acontecimentos em vez de os acontecimentos me seguirem. Deixei uma família muito triste atrás de mim; não mostrei nenhuma das minhas emoções escondidas. Esta separação fez-me sentir muito triste e sobretudo culpado, mas não conseguia exprimir os sentimentos por palavras.

Eu sabia porque é que a minha mãe estava deprimida: *Machou*, a sua filha adorada, o seu apoio moral, aquela que era suposto ser *"Je sais"* quando ela era *"Je ne sais pas"*, ia partir com o marido para um novo país para começar uma nova vida. Apercebendo-se de que ia ficar sozinha, a mãe entrou numa grande depressão.

Mas a verdade é que, para algumas pessoas, é muito mais fácil quebrar-se do que controlar os seus pensamentos. Ninguém quer ficar deprimido, mas os seus nervos foram feitos de renda; partem-se facilmente. Voltar a coser esses nervos é uma experiência dolorosa.

Muitos psicólogos e psiquiatras têm-se debruçado sobre a relação entre os estados de espírito e os pensamentos.

"A psicoterapia, disse um dos médicos maravilhosos que consultei depois da minha mania aguda, provoca alterações nalgumas substâncias químicas do cérebro e dos seus pensamentos." E eu concordei! À medida que sentia a minha nuvem a diminuir após cada encontro e a minha força a aumentar, os meus pensamentos tomavam uma direção diferente e nova. Talvez os meus nervos tenham seguido esse processo? Talvez se tenham tornado mais fortes, uma renda de maior qualidade! Isto não é algo que se espere dos comprimidos. O poder das palavras deu-me uma abertura para a compreensão e uma expansão da confiança. Este psicólogo era, ele próprio, uma pessoa muito confiante. Acreditava em mim e no meu potencial. A terapia explicava-me o segredo da minha doença, o segredo do *"Je ne sais pas"*. Como bónus, comecei a compreender, e só então, que uma pessoa forte com nervos fracos pode cair, enquanto uma pessoa fraca com nervos fortes faz crer que tem o mundo na mão.

Antes de partir para França, levei a minha mãe a um médico particular, um psiquiatra francês recentemente estabelecido na cidade. Ele receitou-lhe um medicamento que hoje toda a gente conhece, o lítio. Desde então, nunca mais ficou gravemente doente, exceto durante alguns meses depois de eu ter partido para França. Nunca mais a vimos sentada numa cadeira ou num canto da cama durante meses, como costumava fazer. Isto foi uma melhoria física: ela podia ser mais ativa, estava menos presa à cama. Mas a sua saúde mental não melhorou....

E lembrar-me-ei sempre da *Maman.*

Capítulo 7 : Em França com um bebé - um primeiro passo consciência

Fui para França com a barriga cheia e o espírito em baixo. Comecei a familiarizar-me com a família, a cidade e um novo ginecologista; fiz um curso de "parto sem dores". Nesse curso, dei por mim a ser curiosa e a fazer muitas perguntas. Nunca tinha sido assim antes, algo se estava a desenvolver em mim e as minhas caraterísticas pareciam sair do seu retiro para me dar a conhecer.
Um novo nome médico que surgiu nesta altura foi "depressão maior". Esta, aprenderei em breve. A minha primeira depressão grave estava à porta, e a porta abrir-se-ia em breve; o choque seria, pelo menos, demasiado surpreendente!
O parto do meu filho foi difícil para mim, mas o bebé era lindo. O meu marido foi para o exército oito dias depois e eu fiquei a viver com a família dele. A minha situação deteriorou-se rapidamente num ambiente novo e estranho. Assustavam-me as frases repetidas da minha sogra: "Cuidado com a corrente de ar para o bebé"; "fechem as janelas" e "aqui há uma corrente de ar; isto não é bom para o bebé, ele vai ficar doente". E para mudar de assunto, mas não de tom, dizia: "O bebé está a chorar, tens de lhe dar de comer". A minha sogra não era o ambiente ideal para mim. Ela era ansiosa ao extremo.
Após uma semana em casa, já não conseguia lidar com a situação. Comecei a sentir-me cada vez mais fraca; o meu marido não estava em casa. Uma enorme falta de confiança caiu sobre mim. Eu disse sobre mim? Aquela que costumava estar na categoria do *"Je sais"* saltou para a do *"Je ne sais pas"*; foi inesperado e muito chocante. Estava completamente perdido.
Levei o meu filho ao pediatra e contei-lhe a minha história. Ele deu-me um diagnóstico - não para o meu filho, mas para mim: "O bebé está bem; você não está. Precisa de ser hospitalizada. Tem uma depressão grave". Sugeriu um lar para bebés na cidade e deu-me uma carta de admissão no hospital. Esta seria a minha prioridade e a minha luta seria esmagadora. Não fiz uma pausa nesta luta contra o *veneno* desconhecido no meu corpo.
Cheguei ao hospital e tive um colapso. A minha médica era uma jovem que estava a fazer o internato. Parecia que o meu caso lhe interessava. Tinha a certeza de que ela me ia ajudar, e senti por ela um sentimento especial. Na minha cabeça, ela já era a minha mãe. Sempre precisei de uma mãe carinhosa e compreensiva que pudesse falar comigo.
Foi a primeira vez que falei com alguém sobre as minhas palavras interiores, sobre a minha depressão. A minha médica foi muito reactiva comigo e deu o seu melhor. Fazia-me sempre comentários interessantes e dava-me muita esperança, mas quando eu fazia comentários sem sentido, ela simplesmente não respondia. Eu não precisava de uma resposta para perceber que estava errada. Apenas sabia que estava a passar por uma depressão terrível.
Tratava-se de uma grande depressão e as dores atingiam-me por todo o lado. Eu funcionava em câmara lenta. Esqueci-me literalmente de ler e a palavra "estados de espírito" não fazia parte do vocabulário do meu médico nem eu sabia o que significava. Devia estar muito longe deles. A palavra "alma" também não existia. Devia ser o início da minha viagem para o inferno, e o tempo diria que uma doença destas está cheia de voltas e reviravoltas, e eu nunca saberia quando seria a última volta. Nunca se falou de nervos, nunca. Estava tão longe da minha realidade e do mundo que me rodeava; mesmo quando uma guerra terrível (a guerra do Yom Kippur) assolava Israel. Eu não estava lá, não estava aqui, não estava em lado nenhum.
A depressão é tão estranha! Eu não vivia no presente, mas sobretudo no passado, onde tudo era confuso e negativo, tudo era lento. Tudo o que eu fazia parecia demorar uma eternidade, com dores no corpo, dores na mente. Porque é que tudo era tão triste, tão cinzento e até preto? Não me conseguia rir quando à minha volta as pessoas se riam. Toda a gente falava e eu ficava sem palavras! Porque é que entrei neste segundo estado em que não me reconhecia? E quando é que vou sair deste túmulo? Não sabia.
Estive hospitalizado quatro a cinco semanas. Tomei injecções de medicamentos antidepressivos. Por vezes sentia-me bem, mas a maior parte das vezes muito mal. Todas as tardes, se não me sentia muito mal, ia visitar o meu filho. Não ia todos os dias, mas tentava ir. Com uma nuvem na cabeça, não conseguia fazer melhor. Ainda não conseguia sentir o meu filho. Estava tão doente que tinha medo

da ideia de pegar no meu bebé e voltar para casa. Nada existia na minha mente para além das minhas dores e de mim. Esta depressão era horrível.
O meu bebé era giro e eu gostava de estar com ele. Mas a maior parte do tempo no hospital sentia-me mal, mal pensava no meu filho. Esta depressão que nunca esperei era dolorosa ao extremo e consumia-me por todo o lado.
Antes de sair do hospital, pedi para falar com o professor de psiquiatria. Ele sentou-se numa grande sala de reuniões com o seu material e ficou à espera das minhas perguntas. Primeiro, perguntei-lhe se a doença podia voltar. Ele respondeu: "É preciso ter cuidado". Depois foi a vez de ele me fazer uma pergunta: "Vais voltar para Israel?" Na minha confusão, respondi "sim" sem qualquer hesitação. Um sexto sentido dizia-me que Ele sabia que eu o faria um dia.
Durante dois anos e meio, fiz psicoterapia duas vezes por semana com esse mesmo médico de quem gostava muito. Logo no início, deitei a medicação para o caixote do lixo, pois acreditava que a cura era mais uma questão de força psicológica do que uma solução biológica; talvez por me lembrar que os medicamentos da minha mãe nunca a impediram de ter episódios de depressão. No início, o único medicamento que recebeu foi Valium, que não a ajudou, e os sintomas estavam a aparecer.
Eu acredito no que diz a "psiquiatria tóxica": "O medicamento SÓ funciona como um remendo". Esta é uma citação do Dr. Breggin que escreveu numerosos livros.
A doença atingiu a minha mãe pela primeira vez quando ela tinha vinte e três anos. Mais tarde, a minha mãe estava a degenerar mentalmente de dia para dia. Os seus próprios filhos tinham perdido a paciência com ela há muito tempo. Durante toda a sua vida, ela tinha recebido "remendos" de todo o tipo de antidepressivos e de terapia de electrochoques, mas nunca tinha descoberto quem era realmente.
A sua vida era um grande episódio de raiva. Sentia que nunca tinha nada de que se pudesse gabar .... mas era tão talentosa. Com o tempo, tornou-se uma pessoa mais fraca.
Quando deixei de ir ao meu psiquiatra em França, sabia inconscientemente que precisava de mais conversas. Precisava de ir mais fundo em mim própria. Hoje posso dizer que estava longe de me conhecer; longe dos meus humores, e longe de apreciar todas as cores da minha vida.
No entanto, eu tinha um objetivo: outro bebé! Sim, eu queria ter um segundo filho e provar a mim própria que não ia ficar doente uma segunda vez. Dei à luz um segundo filho e, desta vez, não fiquei doente.
Depois de terminar o exército, o meu marido foi para os Estados Unidos para uma entrevista de emprego. Terminou o seu doutoramento e sonhava em conseguir um emprego nos Estados Unidos da América. Regressou a casa com boas notícias. Foi aceite para o emprego, mas primeiro quis certificar-se de que eu estava bem depois do nascimento do bebé. Ele viu que tudo estava sob controlo e que os nossos filhos estavam em boa forma. Pressionei o meu marido para que respondesse positivamente à oferta.
Ele não podia decidir o que era tão importante para o seu futuro; eu simplesmente não queria continuar em França e esperava um dia acabar com o meu exílio e voltar a viver no país que sentia ser o meu, onde achava que pertencia e onde o meu marido prometera que voltaríamos. Não me sentia bem em ficar em França, demasiado perto da fonte de angústia e de medos insólitos que sentia na minha sogra. E sentia-o todos os dias - uma doença que não conseguia identificar. Queria também empurrar o meu marido para a carreira profissional que ele desejava. Eu era ambiciosa para ele, mais do que ele próprio, talvez devido a uma ansiedade que não conseguia explicar. Quanto a mim, estava com uma depressão a pairar no ar.
O meu marido parecia estar dividido. A mãe dele não queria que nos mudássemos para os EUA. Eu pressionei-o a ir em frente com o que ele mais queria. Não tínhamos muito dinheiro. Eu nunca tinha estado no país das oportunidades, mas era destemida, um pouco inconsciente e sobretudo teimosa.
Numa tarde, puxei pela mão do meu marido desde casa até aos correios e obriguei-o a enviar um telegrama de aceitação do emprego. Assinei o nosso destino! Naquela altura da minha vida, não conseguia estabelecer qualquer ligação entre a impossibilidade de o meu marido tomar decisões, a ansiedade anormal da minha sogra e os dois primos deficientes numa família de intelectuais.

Capítulo 8 : Com esperança e dois filhos, descobrimos os Estados Unidos - para o bem e para o mal

Fomos para os Estados Unidos, uma família de quatro pessoas, deixando para trás as nossas famílias e os nossos países. Amigos e familiares disseram que precisávamos de muita coragem para o fazer. Bem, eu ajudei o meu marido a decidir; será que eu tinha coragem ou garra? Talvez tenha sido inconsciência ou inconsciência? Provavelmente as duas coisas.

Iria aprender mais sobre mim próprio no Novo Mundo, longe das nossas famílias.

E assim fiz. A minha psicoterapia em França foi o início da minha tomada de consciência, a primeira abertura do meu subconsciente, não ia perder a continuação da minha auto-descoberta, estava demasiado curiosa.

Fomos para os Estados Unidos em setembro de 1977 com os nossos dois filhos, um de quatro anos e outro de oito meses. Nesse dia, decidimos o seu futuro; nesse dia, neste país de oportunidades, de investigação avançada e de liberdade, tomarei sobre mim uma intoxicação de dores. Durante muitos anos, sem compreender o que se passava comigo, o meu instinto ou o meu sexto sentido diziam-me que eu estava a seguir o caminho certo. Seria eu desprezado por Satanás ou um protegido de Deus? Durante muito tempo, não consegui responder a isso; o meu racional não estava comigo, nada estava comigo - talvez apenas este sexto sentido.

Alugámos um apartamento e conhecemos pessoas da universidade. Fomos convidados para jantar e algumas mulheres simpáticas ofereceram-se para me ensinar inglês. Na altura, o meu inglês não era bom e o meu sotaque era ainda pior.

Os meus filhos não tiveram qualquer problema com o inglês e hoje os meus filhos adultos falam três línguas.

Uma das coisas fantásticas que descobri nos Estados Unidos foi a *venda de garagem*. Isto foi, e continua a ser, incrível para mim. Claro que os preços me pareciam inacreditáveis; os objectos que encontrei com o meu grande par de olhos eram ainda mais inacreditáveis. Entre os objectos - que mais prezo - está uma máquina de costura centenária que comprei por dez dólares; um excelente negócio! Ainda hoje costuro com ela, tal como a minha talentosa mãe me ensinou. Hoje, em minha casa, tenho muitas pechinchas, que me dão felicidade e grandes recordações.

E continuo sempre à procura de uma venda de garagem.

Durante o meu segundo ano no país, encontrei um emprego como professora de hebraico. Foi emocionante nos primeiros anos, pois era um trabalho a tempo parcial, e assim podia cuidar dos meus filhos maravilhosos e das tarefas domésticas, que incluíam a cozinha que eu adorava.

Até encontrei neste país, que tem um interesse pela cozinha internacional, o artigo que me aqueceu o coração, especialmente nos dias frios do inverno. Encontrei o grão que foi a base da minha comida preferida desde que era *Macho*, e chama-se "couscous". O cuscuz é uma refeição muito especial. Originalmente, era uma comida árabe e os judeus do Norte de África tomaram emprestada a receita. Os diferentes países do Norte de África - Tunísia, Argélia e Marrocos - têm receitas diferentes. Eu gosto mais da receita tunisina. É a nossa comida à sexta-feira à noite - véspera de sábado - nos feriados, nos dias bons, nos dias maus, em qualquer dia... Para mim, era uma obrigação. Claro que também estava aqui para me lembrar de um passado muito distante.

E adorei ler sobre história e religião judaica no meu novo emprego.

Parecia que me interessava por diferentes assuntos que antes não me interessavam.

Escolhi a matemática há muito tempo, só porque o meu pai costumava falar-nos do seu talento na disciplina de que eu também gostava.

Agora sei um pouco mais. Sim, eu tinha na minha cabeça uma nuvem espessa que me impedia de ver *"as cores da minha vida"*. Não tinha muitas escolhas; não conhecia os meus talentos nem os meus interesses na vida. Escolhia o que o meu pai gostava; a minha consciência tinha sido bastante aborrecida durante muito tempo.

Só muitos anos mais tarde e depois de ter sido atingido por um dilúvio de dores impensáveis, verei e compreenderei e ficarei chocado: Aprenderei o que a maioria das pessoas sabe sem aprender: Sobre as maravilhas da vida, o sentido da nossa existência, tudo o que me foi negado por causa de um "*veneno*" no meu corpo que me declarou guerra. Uma nuvem opaca na minha cabeça impedia-me de compreender porquê e para quê esta guerra. Comecei a interrogar-me sobre os seres humanos e pensei em como o Homem é frágil e frágil no nosso universo - especialmente eu. Comecei a interrogar-me sobre tudo e mais alguma coisa, sobre mim mesmo; esta era a natureza *de Machou* até agora.... Mas sem resposta. E a minha história continua...

O meu marido e eu comprámos uma casa depois de ter procurado tantas; foi divertido comparar casas, ver os diferentes gostos das pessoas. E eu defendo que a decoração interior de uma casa é um pouco a revelação de uma pessoa.

Os meus olhos estavam sempre ocupados a olhar à volta; estavam sempre em movimento. E a minha mãe dizia sempre que eu tinha muito bom gosto; ela era igual!

E os meus olhos nunca estavam demasiado cansados para olhar e olhar e olhar mais uma vez.

Passados alguns meses, no dia de Halloween, mudámo-nos para uma casa, mas só depois de eu ter forçado o meu marido a comprar a casa. Tive de o ameaçar até ele finalmente concordar. Ele também devia ter a sua própria nuvem devido a medos anormais que eu não era capaz de compreender.

Havia muito trabalho a fazer dentro e fora da nossa casa. Dizem que o trabalho é bom para nós. Toda a gente o diz; os simples e os inteligentes, os preguiçosos e os diligentes. Eu trabalhava em casa; o meu marido não mostrava qualquer interesse pelo meu trabalho; o seu trabalho intelectual era a sua paixão e a única coisa que fazia. Nesta altura, não conseguia pensar porque é que estava a trabalhar tanto, não sabia o que queria da minha vida e não conseguia responder a todas as outras perguntas - respostas bem escondidas na minha nuvem!

O que é que se passa comigo? Sentia-me mal com demasiada frequência; não conseguia explicar a opressão que sentia quando me sentava com os meus dois filhos a ver televisão. Não saberei durante muitos anos.

No entanto, uma coisa eu sabia sem qualquer hesitação: o meu exílio tinha sido longo, tínhamos estado três anos nos Estados Unidos, e eu queria voltar para Israel. Essa oportunidade parecia estar a chegar.

O meu marido foi contactado para substituir um professor em Israel a quem foi oferecida uma licença sabática de dois anos num outro país. Senti-me tão feliz! O meu marido também estava interessado, pelo menos era o que dizia, e viajou para Israel para uma viagem de duas semanas.

Nas nossas conversas telefónicas, senti que o meu marido estava infeliz e que a minha família achava que ele tinha demasiados medos e, por isso, não conseguia decidir-se.

Quando regressou a casa e quando falou com os nossos amigos israelitas sobre o regresso a Israel, a sua voz não soou muito convincente, nem muito honesta. Não queria estabelecer-se em Israel, apesar da promessa que me tinha feito antes de casar; deu-me algumas razões para não aceitar a oferta; disse-me também que tinha pensado no suicídio.

Apesar da minha nuvem permanente, com o meu sexto sentido e um pouco de lógica que me resta, vou descobrir de onde veio a sua ansiedade doentia.

Com a minha nuvem à minha frente, não consegui detetar claramente um problema nele.

Eu era a "doce esposa" que não precisava de "pensar" e não sabia como pensar. Disse logo: "Então não vamos para Israel" - exatamente o que ele queria ouvir.

Alguns dias depois, sentada na cadeira reclinável da nossa sala de estar, tive um colapso. Chorei quase todo o dia e, quando estava farta de chorar, levantava-me e começava a chorar outra vez. Não me abri com o meu marido, nem com a minha família, nem com um amigo. Essa era a maneira, a maneira de tratar dos meus problemas resolvendo os problemas dos outros e magoando-me. Eu não sabia o que fazer.

No segundo dia do seu regresso, o meu marido sugeriu que fôssemos durante o verão a França e fizéssemos uma viagem a Itália. Eu sorri;

Gostei da ideia e disse que seria "ótimo".

Capítulo 9 : Itália - a travessia dos humores e do intelecto

intelecto

Chegou o verão; fomos a França; e fomos a Itália. O ano era 1981. Tinham passado nove Verões desde a minha primeira grande depressão. Agora, o meu infortúnio de não conseguir estabelecer-me em Israel estava completamente esquecido. Chegámos primeiro a Verona, a cidade de Romeu e Julieta, mas o meu Romeu não era muito romântico; parecia faltar-lhe essa caraterística preciosa. Ficámos debaixo do famoso balcão; os turistas estavam ali numa grande multidão. À noite, deixámos os nossos dois filhos no hotel e fomos ouvir, no anfiteatro muito antigo da cidade, a maravilhosa ópera de Verdi *"Rigoletto"*. Desde então, ouvi-a dezenas de vezes, na rádio, em cassete, em CD, na televisão e no teatro. Esta foi a primeira ópera que ouvi. Apreciei-a imenso. As vozes dos tenores atravessavam-me o peito, os cenários e os figurinos eram um deleite para os meus olhos, sempre ávidos de beleza. Foi o início do meu interesse pela ópera.

A nossa próxima visita foi Veneza, uma cidade muito encantadora com os seus autocarros sobre as águas por toda a cidade. Pudemos ver o Grande Canal com magníficos hotéis que outrora foram palácios da alta sociedade de Veneza como os "*Medicis*". Das janelas do nosso hotel, tínhamos uma vista magnífica sobre o canal. O nosso hotel era antigo, com quartos enormes, tectos altos e banheiras antigas. A zona era turística e comercial ao mesmo tempo. Era um sítio barulhento; alguns dos locais eram muito chiques. E, claro, não podíamos estar em Veneza e não andar de gôndola, a gôndola adorada pelos amantes e românticos e também pelos apaixonados pela cidade. Eu era um desses apaixonados por Veneza e senti-me muito entusiasmado ao fazer essa viagem - deu um prazer extremo aos meus olhos e aos meus ouvidos. Não poderíamos também estar em Veneza sem lembrar o grande músico italiano *"Vivaldi"* e o orfanato para meninas da cidade onde o maior compositor ensinava música. Fiquei a saber que Vivaldi escreveu mais tarde um grande número de concertos e, pouco tempo depois, iria conhecer as *"Quatro Estações"*, onde cada toque do arco nas cordas do violino era uma vibração na minha alma, despertando-me para a música. Em breve, seria também capaz de sentir que eu era mais do que uma estação. Estes sentimentos eram novos na minha personalidade, pedindo uma mudança. Sentia uma excitação, uma necessidade de olhar, de aprender, de cobiçar; de começar a aprender o que me tinha escapado antes. Não me pareceu uma depressão. Será que esta mudança virá de visitar países, cidades ou de considerar a minha alma demasiadas vezes numa nuvem?

Os meus filhos também se divertiram imenso! Os pombos na *praça de S. Marco* foram uma grande animação. Também visitámos a mais antiga sinagoga de Veneza. Foi muito emocionante para mim, e tudo o que é judeu sempre teve e sempre terá a minha especial atenção.

Descemos a Florença, uma cidade de arte e beleza: *A Catedral de Santa Maria Del Fiore, o Palazzo Pitti, a Ponte Vecchio, a estátua de David de Miguel Ângelo* erguida numa praça e *o jardim de Boboli.* O nosso hotel era caro e não muito confortável, mas antigo, um edifício muito antigo com vista para o *rio Arno*. Tudo o que vi parecia estar em harmonia na cidade de Florença.

Numa das pontes que atravessam o Arno, vi de longe uma loja de roupa com algumas peças penduradas. De. Uma peça chamou-me a atenção e não saí da cidade sem a comprar. Era uma camisola de cor natural, feita à mão, e nela havia linhas rectas de várias cores. Não a usei muitas vezes. Ficou pendurada durante algum tempo no meu armário, pois era demasiado cedo para usar *"as cores da minha vida"* que escondia em mim.

O final da nossa viagem levou-nos a uma atração muito famosa, que os turistas raramente perdem, a *torre de Pisa*, com a sua interessante arquitetura. Lá no alto, não era raro sentir medo de altura. O meu marido sentiu-o ao extremo: a sua cara mudou e transformou-se numa cara com uma forte expressão de atrasado mental. Eu sempre fui uma pessoa muito visual e esta cena perturbou-me muito, mas não consegui interpretar este olhar nele. Não fiz nada e disse ainda menos, mas fiquei intrigada e lembrei-me do acontecimento.

Esta viagem a Itália permanecerá sempre para mim um símbolo. Foi aí que se deu a primeira abertura do meu intelecto e, com ela, a minha primeira tomada de consciência.

Será que troquei a minha vontade de regressar a Israel por um pouco de intelecto, uma obra de arte, ou talvez uma viagem, ou uma camisola?
Mas, de facto, durante muito tempo, não tive qualquer memória desta viagem. Estive demasiado ocupado a ruminar dentro de mim durante um longo período de tempo depois disso.
Porque é que o meu intelecto esqueceu o meu objetivo de ir definitivamente para Israel? De repente, ver a beleza de Itália pareceu-me mais importante. Acho que queria tudo, e o meu intelecto não conseguia decidir-se.
Será que a beleza de Itália me faria sentir suficientemente bem para esquecer o meu sonho de ir para Israel? É claro que a vida real é talvez isto: é feita de perguntas. Mas a minha nuvem não me permitia ver as respostas claramente, se é que as via.
Seria necessária uma viagem para além de Itália para procurar o que eu tinha perdido para os meus medos. Iria ao fundo de mim mesmo, e encontraria a arte e a música em mim, a minha escrita e muito mais, mas não antes de encontrar o peso da minha doença.
Era demasiado cedo para compreender a ligação entre a beleza de Itália e a abertura do meu intelecto, um intelecto durante tanto tempo maltratado pelo meu *veneno.* As cores da minha vida estavam à espera de serem apanhadas. Elas iriam emergir e eu iria desenvolvê-las.
Quando as páginas do calendário viraram para 1981, os meus filhos tinham oito e quatro anos, e estávamos nos Estados Unidos há quase quatro anos. Este ano de 1981, no final, marcaria para mim o início do meu crescimento e, simultaneamente, a renovação da minha terrível doença. A partir deste período, viverei muitos momentos difíceis. Só o meu marido saberia deles; eu queria manter as crianças afastadas. Os meus problemas mentais não se adequavam à idade deles. Não compreendi a doença da minha querida mãe quando tinha oito anos,
E eu não podia esperar que os meus filhos compreendessem a minha.

Capítulo 10 : Uma decisão repentina leva-o a uma grande depressão

Chegámos a casa, vindos de Itália, cansados e decidimos descansar. Na cama, o meu marido, que não estava muito falador como de costume, disse do nada: "Estou farto de ti".
O meu cérebro começou a trabalhar à velocidade da luz; vi uma nuvem negra no exterior e um blackout no interior.
Este será o início de uma depressão ligeira que mais tarde se tornará numa depressão extremamente grave.
No dia seguinte, e sob um choque que não diminuía, fui à universidade da cidade onde vivia, inscrevi-me em duas cadeiras de matemática e anunciei ao meu marido que ia tirar um mestrado em informática. (Conhecíamos uma mulher que trabalhava em informática e o meu marido estava sempre a falar dela.............. e o meu marido falava sempre dela, lembrando-me como era inteligente e que ela ganhou muito dinheiro).
Era uma boa razão para eu ir estudar? Provavelmente não, mas como eu estava numa nuvem que durava todas as estações e agora estava sob um choque, não admira que não tenha previsto o preço de tal decisão. O meu marido, com uma grande inclinação para o intelecto, ficou muito contente. Mais uma vez, fiz o que o meu marido queria: tudo para o agradar.
Acho que ele nem sequer tentou relacionar a minha decisão com a nossa discussão. Nunca discutimos o assunto, por isso não houve discussão. Era como se ele se tivesse esquecido do que tinha dito; eu não podia esquecer, mas não podia dizer uma palavra sobre isso.
Porque é que fui estudar? Não podia saber; acredito que fiz o que fiz por causa da minha raiva selvagem. Hoje penso que havia uma razão subconsciente para o fazer.
Quando o meu marido me observava a fazer os trabalhos de casa, costumava dizer-me que estava muito orgulhoso de mim. Fiquei muito surpreendida e nunca esperei dele palavras tão lisonjeiras; não tive qualquer motivação para responder, mas mantive a minha raiva mais severa.
Deve ter sido assim que fui criado por Deus e foi também assim que vivi devido aos constrangimentos da minha doença. Precisava de algo que não tinha, precisava de pensar com o meu intelecto que ainda não tinha, e precisava de uma remodelação básica.
A criação é tão complicada, mas tão fascinante e lógica. Deus está a dar sentido ao incrível.
Antes de começar a estudar, eu era uma boa esposa, muitas vezes simpática, uma boa professora e cuidava dos meus filhos e da minha casa. Sabia como poupar dinheiro. Gostava de cozinhar, o que era mais uma forma de poupar. Tinha um jeito especial para encontrar formas de resolver problemas sem emoções, e não sei como é que isso me surgiu. Talvez tenha sido um substituto para o que perdi quando tinha quatro anos. Tive muita sorte em ter este sentido prático que falta a muitas pessoas.
Além disso, a minha vontade, a minha coragem e a minha curiosidade ajudar-me-iam a procurar as partes que faltam em mim.
No início, gostava dos cursos de matemática que frequentava. Muitas vezes, estava entusiasmado por estudar e era um bom aluno, como nos velhos tempos da minha juventude.
Comecei o meu primeiro curso de informática. Saí-me bem com a ajuda do meu marido, mas não gostei. Ficava muito nervosa quando cometia erros na programação. Era demasiado stress, especialmente quando não sabia porque estava a estudar. O stress não era um bom remédio para mim e eu sentia que ia ter um colapso a qualquer momento.
Também me estava a sair bem no meu segundo curso de informática, mas disse ao meu marido que ia desistir. Comecei a sentir sinais de depressão, talvez por causa da minha insegurança e do meu trabalho árduo sem qualquer objetivo real.
Estava cada vez mais confusa e cada vez menos sincera comigo própria. O meu marido opunha-se à minha decisão. Queria que eu estudasse, que me transformasse na pessoa intelectual que ele era. Após dez anos de casamento, a comunicação estava no zero e eu ainda não sabia que a razão para isso não era apenas a minha doença. Comecei a aperceber-me de que, enquanto com outras pessoas eu era faladora, o meu marido congelava-me.
Não desisti de estudar e encontrei um programa de mestrado para professores de matemática no qual

me inscrevi.
Recebi uma bolsa de estudo para estudar no verão e uma bolsa de assistente para o outono. Ia dar duas aulas de matemática. Mas primeiro fizemos uma viagem, a minha família e eu fizemos uma viagem pelos Estados Unidos graças à minha sogra que nos veio visitar de França. O meu marido nunca me teria sugerido uma viagem (para além da que fez a Itália), mas respeitava a sua mãe e preocupava-se com ela. Visitámos as Smoky Mountains, a Carolina do Norte e do Sul, a Virgínia e depois regressámos a casa com a *"primeira dama":* a mãe do meu marido.
Estava descansado e pronto para recomeçar a estudar, pelo menos era o que eu pensava! Esforcei-me muito, muito mais do que tinha feito no meu primeiro curso em Israel.
Houve uma grande mudança com este programa de mestrado. Eu gostava de compreender tudo e ficava muito aborrecida quando isso não acontecia. Era muito sensível e preocupava-me com tudo. Ainda tinha uma ligeira depressão que começou quando estudei nas aulas de informática; era uma pessoa deprimida a estudar, a trabalhar e a tomar conta dos filhos e da casa. A sensação interior vai tornar-se um inferno e talvez me tenha habituado. Quando ia com os meus filhos comprar brinquedos, sapatos ou outra coisa qualquer, nunca lhes dizia que não me estava a sentir bem; a minha força de vontade fazia tudo - era um grande esforço para mim, mas eu queria continuar.
O caminho de uma pessoa depressiva é bastante singular, como me dizia o meu maravilhoso primeiro psiquiatra: dois passos à frente, um passo atrás. Era assim que o meu subconsciente se ia abrindo lentamente para me dar avisos e para me revelar as coisas que eu ainda não sabia sobre mim.
Durante o meu mestrado, e no que diz respeito ao ensino, estava preocupado com o meu desempenho e tinha medo de falhar - algo completamente novo para mim. O ensino de novas matérias encheu-me de um stress exagerado e tive de ir de urgência a um psicólogo. Ele chamou um psiquiatra da cidade que me receitou um comprimido que fez maravilhas à minha estranha e desconhecida ansiedade; o medicamento chamava-se *Xanax*. De repente, podia ler, preparar a minha aula e continuar a dar aulas. Gostei desse medicamento; permitiu-me não desistir do meu ensino.
Pensei que este medicamento era revolucionário, mas passado algum tempo já não tinha o seu efeito mágico em mim.
Os medicamentos ajudaram-me, fui bem sucedido no ensino e nos estudos, mas fiquei com uma eterna falta de confiança e um cansaço avassalador. Tinha excelentes notas, mas estava convencida de que não conseguiria obter o meu diploma. A alegria nunca se manifestou no meu rosto, apesar das minhas notas e dos contínuos elogios do meu marido.
Deve ter-me acontecido algo de mau, e eu vou resolver este mistério no momento certo.
Quando me debruçava demasiado sobre o mesmo sítio para resolver os meus trabalhos de casa, via o vazio; e debruçar-me ainda mais fazia-me sentir ainda pior. Não sabia como me libertar.
Inconscientemente, carregava no botão da minha fraqueza para me sentir um pouco pior, ou para sentir um pedaço de depressão que detestava sentir. Eu não sabia que tudo estava sob o meu controlo, mas não sabia como me controlar. Ainda não tinha encontrado o botão que estava ao meu alcance para parar uma depressão antes mesmo de ela começar.
Ainda não chegou o momento de compreender que tudo estava em mim, mesmo esta hipersensibilidade com que devo ter nascido.... que me tornou vulnerável e em risco de construir uma nuvem em qualquer altura.
Porque é que eu me esforçaria por atingir este objetivo? E esta é a minha resposta: Queria libertar-me do *veneno* atroz que existia em mim; a minha mãe tinha-o, acompanhei de perto o seu sofrimento e jurei não ser como ela Esta era a minha oportunidade e esta era a minha vida. Estava determinada a fazer tudo o que estivesse ao meu alcance para viver uma vida *"normal"*.
A minha história provará que é possível atingir este objetivo em algum lado; por vezes, em alguns .... Mesmo que a minha primeira
A psicoterapia de dois anos e meio em França foi apenas uma gota de água no mar, que me ajudou a livrar-me de uma primeira depressão. Queria livrar-me de todas elas.
Durante os meus estudos, o meu marido ajudava-me com as aulas, com as crianças e, por vezes, também com o jantar. Nessa altura, muitas coisas pareciam-me estranhas e eu não lidava bem com

muitas situações.
Não sabia o que fazer com os meus estudos, até estava convencido de que não ia acabar o curso de Matemática em que estava a estudar só por causa de um pequeno trabalho que tinha de apresentar. Era sobre sistemas numéricos e equações. Era interessante, mas não tinha a certeza de que o meu trabalho fosse suficientemente bom e tinha medo de o apresentar.
O meu marido insistiu para que eu fizesse o mestrado, apesar dos meus receios... e eu fiz.
Eu sabia, sem sombra de dúvida, que os comprimidos não me iam ajudar, não da forma como eu queria ser ajudada. O meu segundo psiquiatra, que me tratava apenas com medicamentos, não ajudava, ou não podia ajudar, mesmo que eu lhe implorasse para fazer alguma coisa por mim.
Para minha grande desilusão, parecia que alguns médicos não queriam ir muito fundo com o cliente e preferiam o método dos pensos. Esta minha afirmação não se baseia em qualquer investigação, apenas num sexto sentido que pode ser verdadeiro e na experiência de membros da família. No outro extremo, alguns psicólogos declararam de forma muito afirmativa aos seus pacientes que deitassem fora os medicamentos e começassem com uma psicoterapia intensa. Muitas vezes, nestas situações, os doentes tinham de voltar aos medicamentos quase de imediato. A minha mãe era um desses casos; alguns medicamentos, embora úteis, não a tornavam "mentalmente saudável".
Em 1983, seis anos depois da minha chegada aos EUA e no segundo ano dos meus estudos, deu-se a explosão. Seria o início da minha descida; seria a minha passagem pelo inferno onde a escuridão era a minha única cor e as lágrimas a minha linguagem. Parti-me num número infinito de pedaços, mas a minha vontade estava aqui para reorganizar este puzzle numa só peça.
Terei de me reconstruir. Declarei que Deus me estava a pôr à prova, tal como o fez com o nosso antepassado Abraão, quando a sua fé e obediência n'Ele tinham de ser provadas. Deus disse a Abraão: "Vai e prepara o teu filho, o teu único filho, para ser sacrificado ao Senhor". Sim, eu senti-me assim. Tinha de provar o meu valor, e *fá-lo-ei.*
Surgiu um problema antigo e ainda não resolvido.
Em junho de 1983, um ano depois de ter iniciado os meus estudos, soube pelo meu marido que um dos seus colegas de trabalho tinha conseguido um emprego em Israel, no departamento onde o meu marido tinha estudado e onde pensávamos que ele regressaria como investigador e professor. Quando soube deste acontecimento, foi para mim o fim do meu objetivo, e a minha raiva tornou-se grave, mais grave do que nunca... Gritava, sentia o peito a arder.
Lidar ou não com este problema nunca foi uma escolha para mim - estava escrito no céu; uma depressão estava a caminho!
Os pensamentos tornaram-se todos confusos, um de cada vez e todos juntos; o meu corpo sentia que o *veneno* estava prestes a aparecer. Entrei na minha pior depressão, não muito grave no início, mas grave ao fim de cerca de dezoito meses, altura em que precisei de ser hospitalizada com urgência. Aceitei esta segunda depressão como natural e como parte integrante de mim; não tinha escolha - já tinha acontecido uma vez.
Enquanto me encontrava na pior situação, fui dar um passeio pelo meu bairro. E, como tem sido meu hábito desde há alguns anos, levantei o olhar para o céu. Era fim de tarde e hora do pôr do sol. Tudo lá em cima tinha a sua beleza quotidiana. E mesmo que estivesse deprimida nesse momento, os meus olhos captaram esses momentos de beleza - as dores diminuíram. Perguntei-me ou rezei e reforcei o meu sentido de beleza e de esperança num mundo melhor para mim.
Uma vez, durante um desses dias com períodos baixos de depressão, o meu marido veio para junto da minha cama e começou a falar comigo de uma forma bastante estranha que não fazia qualquer sentido para mim. Eu estava num momento de depressão, mas pus o meu sexto sentido a funcionar - a minha intuição era que ele tinha um problema grave de linguagem.
A partir desse dia, pensei que já não tinha tempo para estar doente e comecei a comportar-me de forma mais saudável do que realmente era. Deixei de lhe dizer que não me sentia bem, mesmo que fosse esse o caso na maior parte das vezes. Nesse dia, soube que ele estava a aproveitar-se da minha doença para me encobrir .... mas era demasiado cedo para eu
descobri-lo. Eu serei o seu investigador!

junho de 1984. Chegou o dia da cerimónia e eu ainda estava muito doente, sobretudo nessa manhã. Terminei todos os meus trabalhos com uma nota média de "A-". Imagino que qualquer outra pessoa na minha situação teria ficado feliz por usar a bata preta, mas eu sempre tive medo dessa cor e talvez de outras coisas também.
No entanto, comprei-o para ir à cerimónia com o marido que me apoiava em todos os momentos e com os dois filhos que me eram queridos. Não tinha um sorriso no rosto e sabia que o dia seguinte seria um dia de maiores dores para mim, só porque estava numa eterna fase de confusão; a minha nuvem negra estava a aparecer hoje. Eu não compreendia e queria compreender! E continuei a minha vida; as depressões faziam parte dela. A verdade é que quando a depressão, ligeira ou mais grave, acabava, era como se nunca tivesse estado aqui, pois a depressão nunca existiu.
Alguns dias depois, pedi a um dos meus professores que me ajudasse a obter um certificado de ensino americano - o meu de Israel não era válido nos EUA. Obtive o certificado sem qualquer problema; os cursos que tinha feito em Israel foram aceites.
Nesse preciso momento, sorri, mas no dia seguinte estava de novo deprimido, a tendência habitual da minha vida... Mas não roubeinão matei! Mais uma vez, não conseguia compreender os caminhos do *veneno* que havia em mim.
Dois meses antes de terminar os meus estudos, tinha mudado para outro médico que tinha escrito um artigo no jornal do fim de semana. O artigo parecia muito esperançoso e, num instante, o meu marido marcou uma consulta para mim. O artigo causou-nos uma boa impressão; talvez este artigo me levante um pouco. Esperávamos que os conhecimentos deste médico fossem úteis para mim.
Lá estávamos nós - um novo edifício, um novo consultório e um novo e bonito médico. Estive no consultório dele durante duas horas. Não foi difícil contar-lhe as depressões da minha vida, eu sabia a minha história sem olhar para os meus apontamentos; podia ser testado com base neles. Ele disse-me que a primeira coisa a fazer era aumentar a quantidade de medicamentos que eu estava a tomar. Fui para casa com esta nova receita e engoli o dobro da quantidade de *Desirer* que estava a tomar antes. Este medicamento tinha
muitos efeitos secundários, principalmente uma cabeça muito pesada e uma nuvem cinzenta clara para a decoração.......... Não gostei. Mas a verdade é que este passo
foi útil e senti-me um pouco melhor em breve, mas não melhor. Era realmente o tratamento de que eu precisava?
De facto, não estava feliz com a minha vida e com o seu novo medicamento; funcionou apenas durante algum tempo. Todos os tipos de acontecimentos continuaram a trazer-me contratempos com dores, confusão e muitas perguntas que, nesses momentos, não tinham resposta. Chamou a esses momentos "ataques de pânico". Para mim, era mais do que isso. Era um corpo incontrolável e uma mente distante. Apercebi-me rapidamente que, nas mãos deste médico, não havia magia para mim.
Em agosto de 1984, fui a França com o meu marido e os meus filhos para visitar familiares e amigos. Fizemos várias viagens pela Europa - uma delas foi "O castelo de La Loire", no vale de La Loire, junto a Paris. Apesar de a minha saúde se ter deteriorado ao longo das minhas férias, quando vi aqueles castelos e as obras de *Leonardo de Vinci*, eles puseram de lado os *demónios* que havia em mim naqueles momentos.
E a minha cabeça parecia pesar tanto como todo o meu corpo; só o meu marido sabia da minha situação. Uma vez, de repente, num restaurante, senti-me tão mal e horrível. Não sei onde arranjei forças para não mostrar as minhas dores e para não gritar sobre elas. Talvez estivesse a preparar-me para o que ia acontecer...
A minha viagem ao inferno.

Capítulo 11 : De uma viagem a um quarto sem vista

vista, no hospital

Pouco depois de regressarmos dessa viagem, fui chamado pela escola secundária perto de minha casa para substituir durante três dias. Fiquei contente com a ideia e até um pouco entusiasmado. Para mim, a sala de aula era a minha segunda casa. Respondi "sim" e cheguei a horas no dia seguinte para o meu dever. Penso que fiz um bom trabalho, mas na noite anterior esqueci-me de tomar os meus comprimidos antidepressivos.

Quando regressei do ensino, não me sentia nada bem. Mesmo assim, fui comprar um par de sapatos que precisava para as festas judaicas, que começariam nessa mesma noite. Senti-me mal na loja, mas mesmo assim comprei os sapatos e fui para minha casa. Assim que cheguei a casa, senti um enorme arrepio nas costas, de cima a baixo. Telefonei ao meu marido, que veio imediatamente. O meu marido telefonou ao meu psiquiatra, apesar de também ser judeu e de o feriado de *Rosh Hashanah* ser celebrado poucas horas depois.

O meu marido falou com o meu médico ao telefone, mas ele não tinha pressa em ver-me. Disse-me apenas que devia tomar imediatamente os comprimidos de que me tinha esquecido. Consegui uma consulta para a segunda-feira seguinte. O meu novo médico estava a tentar curar-me e curar-me apenas com medicamentos, mas *o medicamento Desyrel* - o meu antidepressivo - não estava a fazer nada por mim.

Porque é que cheguei a esta miséria, foi o preço que tive de pagar por ter ido ensinar e fazer algo de que gostava? Eu gostava de ensinar do fundo do meu coração! Porque é que fui castigada? .... E cancelei o meu ensino.

Na minha cabeça, os comprimidos nunca ajudaram. Mas eu não tinha nenhum caso contra o meu médico e o meu marido; tomei o *Desyrel* durante quinze meses. Passei de mal a pior. Passei de depressões ligeiras a depressões mais fortes. Sentia os meus sintomas a agravarem-se e a minha paciência a falhar. Precisava de algo diferente. Conhecia a psicoterapia, mas nunca a tinha experimentado, e queria ir até ela. Todas as minhas acções vão levar-me até ela e este complemento ao meu medicamento vai ajudar!!

Senti-me mal em casa durante as férias. Tinha tido um ataque e bati várias vezes com os pés no chão. Por uma fração de segundo, senti que estava a dar um espetáculo. No consultório médico, continuei a sentir-me mal e, mais uma vez, senti que estava a fingir, mas sabia que queria um tratamento melhor. Queria ajuda, queria cuidados. Se tivesse de exagerar o meu caso, não me importava. Quantos anos poderia ser paciente e sofrer?

O médico levou-me para o hospital, onde me senti mal durante as duas primeiras semanas. Lá, senti-me pior do que em casa e os meus pés bateram no chão mais uma vez.

Fiz muitos exames, sobretudo ao sangue. Não estabeleci qualquer relação entre o meu sangue e as minhas dores de crescimento. Mudaram-me para outro medicamento, outro antidepressivo. Desta vez tomei *Imipramina,* um antidepressivo muito antigo com muitos poderes curativos. No início, não ajudou. Consequentemente, o meu médico decidiu adicionar-lhe três comprimidos de *lítio* por dia - e a razão foi, como ele disse, porque eu lhe disse que a minha mãe estava a tomar este medicamento. No dia seguinte, levantei-me da cama, comecei a andar de um lado para o outro e não podia acreditar que magia era aquela e qual era o poder deste medicamento. Sentia-me normal! Apenas alguns miligramas de *lítio*, um pouco de um "mineral", e estava a voltar para casa, para os meus filhos, o meu marido e as minhas ocupações.

Sentia-me de novo eu próprio; um milagre que nunca poderia ter esperado! Decidi que tinha de voltar a acreditar na medicina, e talvez não na psicoterapia. Pensei que tudo o que tinha dito antes sobre o facto de a medicação não ajudar estava errado. Agora podia dizer que tinha sido encontrada uma cura para mim - viva!

Infelizmente, durante os treze anos seguintes, com ou sem medicação, caí sempre em crises de depressão, hipomania ou mania, um trio à escolha. Sem medicamentos, sentia-me geralmente pior, mas nem sempre.

Afinal de contas, eu não era um investigador, era apenas um doente. Como muitos outros, ou talvez não como outros, queria fazer tudo o que estivesse ao meu alcance para evitar cair em depressões, o que era um sentimento devastador, e tinha demasiada curiosidade sobre este segundo estado em que as dores atingiam toda a gente. A maior parte do tempo, até fazer as perguntas: Porquê, onde, quando e o quê e como inverter a situação.

E não conseguia imaginar que as dores, as dores de cabeça e as dores no corpo fossem piores do que as de uma depressão.

Até agora, a minha sensação era de que o conhecimento humano ainda não sabia como me curar.

No ano seguinte, o meu marido candidatou-se, sob a minha pressão, a uma licença sabática na universidade de Jerusalém. Alguns meses antes de partirmos para os Estados Unidos, o meu médico concordou que eu deixasse de tomar os medicamentos. Ele disse que eu passaria bem sem eles e pensou que eu não teria problemas na Terra Santa. Antes de partir para Israel, sentia-me muito bem, exceto durante um curto período. Pensei que fosse a antecipação da minha viagem.

O meu médico tinha razão? O meu médico nunca deu muita importância às emoções que se escondiam por detrás de qualquer ataque; nessa altura, eu não sabia certamente o significado da palavra **emoções**. Dizia-me apenas que um acontecimento feliz ou triste podia desencadear uma depressão.

Para mim, esta frase não tinha sentido, mas era no mínimo intrigante. A forma como ele resolveu o problema foi dar-me muitos antidepressivos. Por outras palavras, ele remendava o problema com uma camada espessa de medicamentos. Talvez esta fosse a "última descoberta" da ciência. Isso não me agradava.

De acordo com a minha experiência, os medicamentos eram, por vezes, como uma poção mágica e, por vezes, não tinham qualquer efeito sobre mim.

Vi a devastação da minha mãe pelo *veneno* que partilhámos e não estava preparada para aceitar esta deterioração.

Capítulo 12 : Um período sabático numa cidade preferida

Regressar a Israel, ao país que esteve relacionado com o desencadear da minha última grande depressão, foi difícil. Por muito que quisesse estar em Israel, sabia que estar no ambiente da minha mãe poderia perturbar a minha tranquilidade, se é que a tinha. Como é que a minha mãe, tão fraca, a pessoa que eu tinha liderado desde a minha tenra idade em todo o lado, podia ter uma tal influência sobre mim?

A luz virá com a psicoterapia e talvez com a compreensão dos altos e baixos que experimentei, talvez com os diferentes tipos de medicamentos que me foram receitados. Sigmund Freud tratava os seus pacientes com psicoterapia e procurava medicamentos que ainda não existiam.

Cheguei a Israel com os meus dois filhos e as minhas muitas malas. Senti-me muito bem no início; ficámos com a minha família durante alguns dias, depois os meus filhos e eu mudámo-nos para Jerusalém, numa das suas sete colinas. Adorei o calor do sol, as belas paisagens; tudo à minha volta estava de acordo com os meus sentidos e o meu corpo.

Ainda não compreendia a minha doença que afectava a minha mente, o meu cérebro e o meu corpo. Esta doença atacou vários membros da minha família e ninguém a compreendia.

Os meus filhos foram enviados para a escola. O mais velho decidiu que o sétimo ano seria certamente um ano sabático para ele também; não se esforçava muito! O mais novo foi para a terceira classe; era excelente numa língua estrangeira - o hebraico - num país que não conhecia.

Estava muito feliz por estar em casa, no sítio onde cresci e onde me sentia confortável com a minha religião e a minha cidadania. Não havia necessidade de tomar os medicamentos que deixei de tomar antes de sair dos Estados Unidos - foi o que me aconselhou o meu psiquiatra.

E se o *veneno* acordar? O tempo seco e bom de Jerusalém irá certamente combatê-lo. Era este o meu desejo nesta cidade de que tanto gostava e a música que ouvia nas diferentes estações de rádio preenchia as minhas necessidades quotidianas.

O meu desejo de vir para Israel tornou-se realidade porque acreditei nele!

O meu marido chegou a Israel um pouco mais tarde e começou a dar as suas aulas quase de imediato. Durante os fins-de-semana, gostávamos de passear nas ruas, nos parques e em todas as diferentes regiões da Cidade Santa, onde as contradições entre ricos e pobres, judeus e não judeus, religiosos e ateus eram a realidade da cidade. A santidade acima de tudo era tão clara para qualquer olho que quisesse ver - certamente o meu.

Devo dizer que tudo funcionou bem para mim? Sim, exceto numa coisa.

Ofereceram-me um emprego de professora a tempo parcial numa das escolas secundárias da cidade - isto por causa do meu próprio cal. E, no dia seguinte, comecei a sentir insegurança, falta de segurança e dificuldade em tomar decisões - um cenário que eu conhecia demasiado bem. Sentia o *veneno* a viajar livremente no meu corpo. Recusei o emprego depois de o ter aceite no dia anterior. Não foi muito honesto; devia ter percebido melhor, mas será que consegui? De facto, lembro-me muito bem que não me sentia segura de mim própria quando estava ao telefone com o diretor da escola, a minha voz estava trémula, mas mesmo assim aceitei o emprego... Ignorei esses sinais; naquele momento, não sabia o que fazer. O *veneno* dentro de mim nunca foi honesto comigo, se me dava uma pista sobre uma depressão que estava para vir, era sempre demasiado tarde; o meu sistema interno não funcionava com o relógio real: Um pouco à frente... um pouco atrás. Tive de cancelar o trabalho!

Menos de dois meses depois de ter chegado a Israel, fiz um curso de tecelagem que estava interessada em experimentar. Caí logo numa depressão, que me afastou do meu bom momento, mas nunca saberia ao certo a razão da minha nova depressão. Com ou sem medicamentos, o meu corpo e a minha mente precisavam de estar deprimidos, ou assim parecia!

Mas eu não roubava, nem matava; também não traía o meu marido. O que é que estava por detrás da depressão que me perseguia? *Seria uma encomenda de Satanás ou talvez de Deus?* Eu não fazia a mínima ideia.

Fui consultar um médico bem conhecido no domínio da minha doença. Levei-lhe uma carta do meu médico nos Estados Unidos e ele disse-me que teria de voltar a tomar a medicação, mas que me iria receitar um medicamento muito melhor. Disse-me para não comprar o genérico, mas sim o *Ludiomil*,

de marca .... Eu não tinha nenhum razão para não acreditar nele.
Ele impressionou-me com o seu conhecimento e a sua confiança - caraterísticas com que eu sonhava inconscientemente para mim. Ele disse que eu me sentiria melhor num instante. *O lítio* foi adicionado ao antidepressivo, mas as palavras de esperança e as palavras de realidade são por vezes diferentes. Este medicamento não era tão bom como a *Imipramina.* Dava-me a sensação de estar muito perto de um ataque a qualquer momento. Mas o meu médico era teimoso e queria continuar a sua própria investigação. Este médico encantador estava interessado em verificar apenas uma coisa: o nível de lítio no meu sangue. Passei mais tempo no laboratório do que no seu consultório. Cada médico tem a sua maneira e a sua palavra! Ora, eu era uma pessoa muito disciplinada; ouvia...
Deixei a minha mãe fora dos problemas em que me metia; ela nunca me pôde ajudar. Ela sabia apenas algumas coisas sobre mim: que o meu nome era *Machou* e que era suposto eu ajudá-la quando ela precisasse. E ela precisava sempre.
A minha mãe veio a Jerusalém para nos visitar durante alguns dias. Trazia sempre a mesma mala de mão, onde tudo estava misturado. Parecia-me um saco de roupa suja, que a acompanhava ao longo da sua vida.
Porque é que a vida é tão cruel? perguntava-me. Estava a tomar consciência disso nesta cidade onde tudo era tão antigo, mas ainda assim tão novo e vivo, onde cada pedra tinha um coração humano e onde, por vezes, alguns humanos mostravam um coração feito de pedra.
Numa sexta-feira de manhã, enquanto a santidade do *Sabbath* começava a encher a atmosfera, eu estava na minha secretária a fazer algum trabalho para o meu marido. Enquanto ajudava no trabalho do meu marido, não conseguia ver bem e, em vez de verificar a minha visão, comprei lentes de aumento para trabalhar, sem pensar em consultar um oftalmologista.
Era este o meu nível de consciência na altura - simplesmente trágico!
A minha mãe, que nunca soube ocupar-se, entrou no meu quarto. Não estava com bom aspeto. Sentou-se na minha cama, com o rosto a refletir a sua doença.
Mãe, porque é que queres mostrar às pessoas a tua miséria? Pensei para mim própria. Não sabes que é possível esconder o que não se quer mostrar? Claro que estava a falar para mim própria enquanto olhava para ela.
A minha mãe é mãe de cinco filhos e doze netos. Mas ela gostava de dizer: "Nunca tive nada de bom na minha vida", e estava a falar a sério. O meu primeiro instinto, quando ela dizia isto, tornava-me muito compassivo, mas, por vezes, debatia-o e perguntava a mim próprio se ela tinha dito uma afirmação verdadeira ou não. Eu sabia que isso nunca poderia ter sido uma declaração minha.... Ainda assim, éramos mãe e filha, ambas depressivas Ainda assim?
Mãe, alguma vez ouviste sinos que te tocassem? Alguma vez ouviste o choro de um bebé que te comovesse? Alguma vez olhaste para o sorriso de uma criança que te desse esperança? O que é que te aconteceu? Parece que quando te sentes mal tens queixas intermináveis e quando as coisas estão melhores para ti, és incapaz de te exprimir!!!
Desejava poder ajudá-la, mas sabia a verdade - só podia ajudar-me a mim próprio por pouco, e ainda estava num túnel. Queria saber tudo sobre a nossa doença. A minha curiosidade exigia-o.
E eu pensei: "Vês, mãe. Eu sento-me mesmo ao teu lado e tu não vês que eu estou doente. Não preciso de pedir piedade à minha mãe e nem aos outros; trabalho e sofro por dentro, mas não é sempre assim. Há sempre momentos em que o meu interior parece saltar e dá-me sinais de que as dores vão ser toleráveis, por vezes desaparecem - Que bom que isto foi. E talvez eu aprenda a tornar estes momentos um pouco mais longos? A vida de uma pessoa não é uma prova, uma experiência?
Levantei-me do meu lugar e a minha mãe também se levantou. Almoçámos juntos, mas ela não tinha fome. Fomos à mercearia e eu disse: "Mãe, escolhe qualquer coisa que queiras levar para casa", mas não houve resposta à minha pergunta.
A minha mãe foi para casa com a mesma mala de mão e a sua depressão. Eu fiquei em casa com a minha própria depressão. Os meus ataques vinham de vez em quando. Doíam muito. Por vezes, quando era ainda mais doloroso, perguntava-me onde se escondiam a minha vontade e a minha

coragem: nesses momentos, perguntava-me porque é que não vinham em meu socorro. Onde é que elas desapareceram? Já não estavam nos meus genes? Porque é que não ajudavam? No entanto, nunca desisti, como a minha história o dirá... Mesmo que a minha história diga o contrário.
Estava sempre presente para os meus filhos. Eles nunca conheceram o meu sofrimento e, se eu tivesse um ataque terrível de manhã, podia preparar-lhes uma festa de aniversário à noite. E até ao inferno eu iria, para voltar a ser uma pessoa normal.
Creio que não é assim que toda a gente lida com a sua vida; esta era a minha maneira, a maneira da minha personalidade, a maneira do meu intelecto querer compreender a minha doença. E os meus períodos negros não me iam parar!
Parecia que as sextas-feiras eram normalmente dias bons para mim. Isso pode ter a ver com a minha fé e a minha religião. Mas nesta sexta-feira, estava nervoso, sentia-me cada vez pior e o meu médico ainda estava a medir o meu nível sanguíneo. Pela minha janela, via uma bela vista de Jerusalém, enquanto a minha janela interior não me mostrava nada que me fizesse sentir bem, nada mesmo.
Telefonei ao meu médico e pedi-lhe que entrasse em contacto com o farmacêutico para me dar uma receita de *Imipramina*, o meu medicamento anterior, pois o *Ludiomil* nunca me ajudou. O meu *toubib* (médico em árabe) não disse uma palavra de desacordo; ligou para a farmácia. Nessa mesma noite, tomei o medicamento e, durante a noite, senti um fluxo no meu corpo. No sábado de manhã, levantei-me da cama com saúde. Tinha perdido cinco meses da minha estadia em Jerusalém devido à arrogância do meu médico encantador.
Mais uma vez, o medicamento *Imipramina* fez maravilhas. Com este medicamento, ao contrário dos outros, senti-me totalmente livre de efeitos secundários e a minha nuvem tornou-se transparente.
Serão estas drogas diferentes que estão a governar a minha vida?
Era altura de regressar aos Estados Unidos com o meu marido e os nossos dois filhos, todos um ano mais velhos. Uma vez em casa, comecei a procurar emprego como professora de matemática. Encontrei vários empregos a tempo parcial e fiquei satisfeita com eles. Consultas regulares com o meu médico e, embora não houvesse progressos, também não havia retrocessos.
Um ano depois, no verão de 1988, pouco antes de partir de férias para França e para os países escandinavos, onde o meu marido tinha de dar uma conferência, dei uma grande festa no nosso quintal. Era uma espécie de festa de despedida, e convidei os nossos amigos - muita comida e boa companhia. As pessoas pareciam felizes ao sol, e eu estava ocupada a servir comida e a olhar apenas para um senhor. Tínhamos acabado de o conhecer a ele e à mulher na nossa sinagoga, e os nossos filhos eram amigos. Usei o evento como desculpa para os convidar, e talvez tenha feito a festa só porque queria convidá-lo
A verdadeira razão era que eu queria ter um caso com ele. Eu gostava dele; os seus olhos azuis atraíam-me.

Capítulo 13 : A MINHA PRIMEIRA HIPOMANIA ... DE SEMPRE.

Regressámos da nossa viagem, o meu marido, os meus dois filhos e eu. Na manhã seguinte, fui trabalhar no quintal, a ouvir a minha música preferida através do meu Walkman, quando senti algo que nunca tinha sentido antes. Senti-me óptima e maior - e surpreendida também, comecei a dançar ao som da música. Eu não conseguia explicar essa sensação, uma sensação maravilhosa, algo quase irreal. Foi totalmente inesperado. A depressão tinha estado escrita na minha testa a maior parte da minha vida, e aqui estava eu, a dançar e a cantar no meio da minha propriedade. Gostava tanto e queria que fosse o meu segredo.

No dia seguinte, estava no meu carro, a dançar no meu banco. A música conduzia-me. Comecei a sentir-me tão bem com a vida como nunca; era a mesma sensação que tinha sentido no dia anterior. Que sensação boa era esta que eu sentia através de todos os meus sentidos? Os meus olhos nunca viram um nascer ou um pôr do sol assim. As suas cores e formas eram de outro mundo! Sentia-me bonita e estava bonita: Cuidei bem de mim e da minha maquilhagem. São coisas que nunca tinha feito antes. Quando me olhava ao espelho, o reflexo do meu rosto era o de uma senhora bonita com uns belos olhos verdes. E, mais uma vez, não quis partilhar a minha felicidade com ninguém. Este sentimento era para mim tão único, tão grandioso e tão invulgar que tive medo que alguém mo roubasse.

Encontrei-me algumas vezes com o casal cujo homem eu desejava e senti que continuava a interessar-me por ele, e até mais do que antes.

O que importava era que me estava a sentir linda e estava apaixonada. Não me parecia que pudesse ser mais feliz. Sugeri a esse casal que saíssem connosco para jantar e ver um filme juntos, o que fizemos. Eu era muito tímida, apesar de gostar de conversar com ele; ele também era muito tímido, mas eu não me importava. Ele estava nos meus pensamentos todo o dia e todos os dias, e eu não queria mudar nada.

Nos momentos em que me sentia elevada ou mágica, sentia-me muito confiante ao falar com ele e muito confiante em tudo o que fazia ou dizia. Talvez por dentro ainda carregasse uma timidez e uma baixa auto-confiança a que estive ligada durante toda a minha vida, lembro-me. Mas não estava tão preocupado com elas; esqueci-me da minha miséria e da pessoa que costumava ser. Terá sido obra de um mágico ou do meu *veneno*? Comecei a parecer melhor do que nunca. A minha mãe e outros membros da família costumavam dizer que eu tinha uns olhos lindos e que era muito bonita quando era criança. Essas recordações voltaram à minha mente e senti que era correto mais uma vez.

Se acredito que o rosto reflecte o meu estado de espírito, a minha hipomania? Acredito! Lembro-me da minha *mãe, que* tinha uma cara horrível, uma cara muito magra com uma máscara. Não se parecia com a mãe que eu conheci quando era saudável, e o que é que a história se repete? Há pouco tempo, também eu tinha uma máscara na cara.

O meu marido dizia-me: "Não me podes mentir; vejo-o na tua cara". Na altura, parecia ser genético! E aparecia durante as depressões. Tive esta máscara durante tanto tempo e fiquei surpreendida por não ter deixado danos permanentes no meu rosto.

Claro que eu não sabia que essa máscara no meu rosto reflectia a infelicidade dentro de mim, mas sabia uma coisa - o meu marido arrogava-se muitas vezes o direito de me dizer: "Não te podes esconder de mim quando não te sentes bem. Eu consigo ver na tua cara quando estás deprimida". E é assim que algumas pessoas têm o direito de considerar a alma dos outros. Chamei a atenção para este facto. Desde então, hoje e todos os dias, e mesmo na fase de depressão, o meu rosto não mostrava qualquer turbulência emocional. Esta parte do *veneno* dentro de mim adormeceu depois de um duelo com a minha vontade.

O meu rosto e eu reflectiremos um dia a paz que trocarei pela nuvem que cobre hoje as cores da minha vida.

O festival das luzes estava dentro de mim; a minha música e o meu amor por um homem estavam a gerá-lo. O que eu não sabia, não podia saber, e não queria saber, era que essas luzes faziam parte da minha doença e de mim. A luz e a escuridão eram o nosso leitmotiv.

Provavelmente ainda não compreendia quem eu era, evidentemente não me conhecia a mim próprio. Os meus sentimentos estavam num sítio e o meu pensamento noutro. Estariam a comportar-se como planos paralelos?
Esta felicidade vai desaparecer e demasiado cedo para mim. Perdi todas as boas sensações da minha hipomania em menos de vinte e quatro horas. Passei de eufórica a infeliz, de sorridente a chorona, de super bem disposta a ter uma depressão terrível. E aconteceu, depois de apenas quatro meses de alta, a alta inesquecível.
O meu supervisor deu-me um curso para lecionar no trimestre de inverno e, como eu estava interessado num segundo curso, ofereceu-me outro curso que envolvia computadores. Eu tinha más recordações nessa área dos computadores. O curso era de matemática comercial e eu não fazia a mínima ideia da matéria. Hesitei... mas depois respondi "sim".
Tive de passar as minhas férias inteiras a aprender uma nova linguagem informática. Não, não me diverti nada. Tive de dizer adeus à minha hipomania; tinha desaparecido como uma miragem, como se nunca a tivesse conhecido. Nem sequer me lembrava desse período.
Por isso, acredito que a minha hipomania e a minha depressão são estados secundários e falsos - muito reais quando estão aqui, mas quando terminaram a sua realidade terminou com eles.
E ali estava eu, uma depressão veio substituir a minha euforia, e esta era mais do que real. As dores eram consideravelmente mais fortes e mais terríveis do que a hipomania tinha sido agradável. A minha interpretação era que estava a ser castigado pelos bons momentos que tinha passado. Passei do Paraíso para o Inferno e, nesta confusão, continuava a não conseguir responder à pergunta sobre quem eu era... Começou a ser muito confuso.
O meu médico não sabia que eu estava a passar por um período de hipomania. Ele sempre pensou que eu era unipolar e eu não fiz nada para o fazer mudar de ideias. Decidiu alterar as quantidades de medicamentos: mais uma Imipramina, menos um lítio, e assim fomos jogando sem grande sucesso. Um dia, a medicação ajudava como um milagre, mas noutro dia, não era capaz de me tirar do inferno. Não podia contar com ela, nem com ele.
Os meus dias eram muito dolorosos, a sua infinidade era interminável; um dia após o outro, e todos os dias eram iguais. As minhas noites eram por vezes ainda piores do que os meus dias, e lembro-me de uma noite em que estava num estado terrível, horrível. Sentia muitas dores e o sono não existia. No dia seguinte, não sabia como é que ia dar aulas, mas fui. Não podia deixar que a minha depressão me dominasse. Tinha demasiado a perder. Tornei-me mais forte para lidar com as dores.
Durante este período de escuridão, não consegui pensar um segundo sobre a minha atração por este homem. É possível pensar alto quando se está em baixo? Não pensei mais neste cavalheiro de olhos azuis que me fazia lembrar o meu querido pai.
A primavera chegou, mas nada de primavera para mim. Será que o meu destino era sentir-me deprimida e terrível? Será que Deus me criou para ser este tipo de ser humano? Se eu estava a fazer mal a mim próprio, então o que havia de errado comigo? Não parece lógico que as pessoas façam isso a si próprias naturalmente. O nosso mundo, ainda que imperfeito, não pode permitir que as suas criaturas caiam em tal degradação. Então, porque é que eu o fazia? E ainda não há resposta!
Durante a minha doença, acreditei tanto que havia um lugar especial dentro de mim chamado Esperança. Ela dir-me-ia quando, onde e porquê, mas eu compreenderia tudo isso e completaria o puzzle da minha vida.
Falámos com o meu médico sobre a possibilidade de nos concentrarmos na psicoterapia. Ele não tinha a certeza de que ajudasse, mas demos-lhe uma oportunidade. Quando comecei o tratamento, comecei também a perceber que ele não era o médico certo para o tratamento e para mim... Este psiquiatra acreditava sobretudo na medicina.
Nessa altura, o meu marido, leitor diário do New York Times, mostrou-me o artigo escrito por um famoso médico do Instituto de Saúde Mental de Washington, D.C. Pareceu-me muito conhecedor. Passados alguns dias, telefonei-lhe para o seu consultório e pedi-lhe para marcar uma consulta. Ele foi muito agradável ao telefone e, algumas semanas depois, num sábado de manhã, viajámos para falar com o especialista na matéria.

Bati a uma porta que parecia uma porta qualquer, mas para mim essa mesma porta foi o início da minha psicoterapia e da minha consciencialização. Três horas com um médico, cientista e investigador tão conhecedor foram muito úteis, e soube então que não era altura de desistir, nem tinha tempo a perder.

Pouco tempo depois, fui ao meu psiquiatra habitual e contei-lhe a minha visita ao médico de Washington DC que, naturalmente, ele conhecia, e ele aceitou muito bem o meu encontro com ele. Na sessão seguinte com o meu psiquiatra, abordei um assunto, um assunto bastante pessoal. Disse-lhe que queria ter um caso. O meu médico respondeu-me: "Mesmo as mulheres que não sofrem de depressão ficam deprimidas com um caso". Era evidente que não conseguiria falar-lhe do meu cavalheiro de olhos azuis, mas era a única coisa de que queria falar.

Fui ter com o diretor do Departamento de Psiquiatria da universidade e passei duas horas com ele a explicar a minha longa história com o essencial. Ele não falou muito, como fazem os psiquiatras; e eu saí da reunião com três nomes das melhores pessoas da cidade.

No dia seguinte, telefonei ao primeiro psiquiatra da minha lista. Este disse-me que tinha muitos clientes e que estava muito ocupado. Disse-lhe que tinha uma doença muito grave e que precisava muito de alguém muito bom. Estaria ele cansado da minha discussão ao telefone ou achava que me podia ajudar? Não sabia, mas ele ia mudar o rumo da minha vida. A minha psicoterapia com este novo médico, com momentos de alegria e momentos de miséria, ficaria na minha memória como a primeira psicoterapia verdadeiramente rica da minha vida até à data.

Uma semana depois, nervosa e entusiasmada, fui ter com ele. Gostei logo dele, deu-me respostas que me agradaram. No final da sessão, perguntei-lhe se me ia ajudar com o assunto que me estava a preocupar, um caso com o homem de olhos azuis. Ele disse que podíamos falar sobre isso durante alguns minutos no final das nossas sessões! Isto foi suficiente para mim. Tinha encontrado o médico certo e ele ia ajudar-me, apesar de não saber o que eu tinha, pelo menos era o que ele dizia. Acabaríamos por falar de uma mudança de medicação.

Não fazia a mínima ideia do que me ia acontecer,

Ou como é que um tratamento chamado psicoterapia pode eliminar esta doença que tem uma história de várias gerações.

Capítulo 14 : **Terapia, raiva e amor**

Li alguma literatura sobre vida construtiva: a maneira japonesa de Morita e Nankeen do livro "Even in the summer the Ice Doesn't Melt" de David K. Reynolds. Passo a citar: "Os meus sentimentos são um aspeto de mim; não preciso de os compreender completamente, nem de os resolver ou dissolver para continuar com a minha vida."

No meu caso, porém, não achei que esta forma de vida construtiva japonesa fosse adequada para mim. Não me podia incluir nesta regra!

Primeiro, precisava de compreender e fazer algo em relação aos meus sentimentos. Precisava de compreender muito mais sobre os sentimentos. Porque é que os meus próprios sentimentos me magoavam tanto; porque é que, durante a maior parte da minha vida, a minha perceção de tudo era cinzenta, apesar de haver um céu lindo e sol à minha volta? Eu sabia que havia algo de errado comigo. Precisava de fazer alguma coisa em relação à minha vida e também em relação àqueles sentimentos. Aqueles sentimentos que me estavam a orquestrar a mim e à minha vida, estavam a cantar fora de tom.

Li um outro livro escrito por um psiquiatra que explicava claramente que um sentimento é o resultado de um pensamento e que, portanto, seguir os nossos pensamentos é, de facto, gerir também os nossos sentimentos. Nessa altura, experimentei a técnica, mas era demasiado principiante. Mas sabia que um dia iria utilizar este grande conselho.

Depois, a minha última hipótese era a psicoterapia, o que percebi pelo especialista que tinha visto em Washington. Vou ouvi-lo. Com este grande psiquiatra, aprendi uma fórmula simples: medicina e psicoterapia de mãos dadas.

Esta experiência foi a maravilha da minha vida. Foi como encontrar uma flor no deserto, como encontrar a chave certa para os meus sentimentos. Comecei a descobrir-me, e havia tantas coisas sobre mim que não sabia antes da minha psicoterapia. Tudo me fascinava, e todas as dores por que passei foram um pequeno preço que tive de pagar para me tornar eu própria, a pessoa que nasci, quando nasci, onde nasci... com uma doença biológica.

Hoje, compreendo o poder da psicoterapia. Hoje, sei que nenhuma psicoterapia é bem sucedida sem dores, muitas dores, e eu aceitei-as. Precisava de um médico que acreditasse em mim, e dei a esse médico a minha confiança, a minha coragem e a minha vontade. Tentei escondê-lo ou esconder-me, quando no alto não tive medo de me expor e com o médico ajudou-me nesta viagem cheia de emoção e de espanto.

Quase cinco anos é um período de tempo significativo e, durante esse tempo, a doença não se manifestou em mim porque me tornei suficientemente forte para esconder aquilo a que as pessoas chamam uma fraqueza. Quando estava em baixo, a minha boa disposição, o facto de gostar e de ser apreciado.

Para além do meu psiquiatra, outros homens deram-me a conhecer os tesouros que eram meus; e, ao mesmo tempo, deram-me a conhecer o *veneno* que havia em mim. Estes homens transformaram a Besta que havia em mim numa Bela, em nome do Amor.

Hoje, sei que a Bela carrega uma parte da Fera, enquanto a Fera tem em si uma fatia de beleza. E é disso que todos nós somos feitos. Só as nuances fazem a diferença, enquanto os extremos podem ser perigosos.

Só hoje compreendo e concordo com os especialistas da vida construtiva. Preciso de seguir em frente, independentemente da sensação que os sentimentos possam ter quando tomados pelo seu valor facial. E depois de cinquenta anos, comecei a aprender os comportamentos adequados que não me magoam. Isto pode parecer simples e óbvio para a maioria das pessoas, mas não para pessoas como eu, que nasceram com um desequilíbrio químico. Este desequilíbrio fez com que, muito cedo, aos quatro anos de idade, eu me desorganizasse num dos belos dias da minha cidade natal, em Tunes. Isto foi provavelmente o suficiente para me desorientar também nos meus sentimentos; foi como se ficasse gradualmente coberto por uma nuvem. Não consegui ligar-me a todo o potencial dos meus sentimentos; em vez disso, fiquei com dores, mas vou investigar e aprender o que ainda não sei sobre mim e sobre a doença também. O sol nascerá sobre mim e o meu verdadeiro eu brilhará dentro de

mim.
Comecei a minha psicoterapia em janeiro de 1990, oito anos após a minha segunda grande depressão. Até então, tinha dado apenas alguns pequenos passos; esta psicoterapia será um tratamento ambicioso. Três meses depois de ter iniciado a minha psicoterapia, tivemos um acontecimento importante na minha família: o Bar Mitzvah do meu filho mais novo. Toda a família se preparou para o evento. Os convites tinham de ser impressos e tínhamos de alugar um local para o jantar e a festa. A música para essa noite era imprescindível e encontrei um trio para tocar música dos anos sessenta, bem como alguma música israelita para dançar danças populares. Encontrei um sítio encantador, com tranquilidade, e ficámos muito satisfeitos. Na verdade, organizei tudo sozinha, enquanto o meu marido ainda estava a ler o New York Times e a dar aulas aos seus alunos. Ele não estava envolvido em nada, e eu ainda não sabia que bicho tinha picado o meu marido no passado.
Se eu não estava satisfeita com o meu marido, desfrutava ainda assim de uma nova energia; o meu marido não tinha lugar no meu quarto, embora durante as minhas depressões me sentisse mais próxima do meu marido. Ele explicava-me repetidamente a doença à sua maneira única - a maneira do intelecto - e eu precisava dele para isso. Durante as minhas depressões intermináveis, eu confundia os meus sentimentos e o meu marido compreendia-os. Durante a minha hipomania, os sentimentos eram muito diferentes! O meu corpo tinha a sensação de estar saudável, bem e forte dentro e fora de mim. Algo no meu corpo era responsável por essas mudanças e eu não precisava da ajuda do meu marido....
Quando um rapaz faz treze anos e deixa a infância para pertencer à comunidade judaica adulta, é sua responsabilidade seguir as Mitzvoth ou mandamentos (fazer e não fazer), 613 dos quais, no duro.
O meu irmão estava a preparar-se com um rabino na aldeia israelita onde vivíamos. A minha mãe, apenas alguns dias antes do acontecimento, começou a dar sinais de depressão. Mais uma vez, tinha-se cansado, embora a sua única responsabilidade fosse ser feliz. No grande dia, estava vestida de forma casual, e o seu rosto também reflectia essa casualidade.
Mãe, não podias mostrar um pouco de alegria nesse dia? O teu único filho entre cinco filhos vai ter o seu Bar Mitzvah hoje! Mãe, a tua alegria está aí dentro de ti. Não podes fazer uma pequena limpeza para a encontrar? Agora, eu sei que ela não pode.
E talvez este tenha sido mais um acontecimento na minha vida que teve uma grande influência em mim, ou pelo menos deu-me algo para questionar, uma vez que nasci tão curioso como era.
O meu filho estudou para o seu Bar Mitzvah durante alguns meses; também escreveu um discurso para ser proferido no final da cerimónia. A certa altura, durante a cerimónia, a família imediata subiu ao pódio e cada membro fez um pequeno discurso para o rapaz do Bar Mitzvah.
Comecei a preparar a minha parte com antecedência; reuni poemas sobre o Amor, a Natureza, a Vida; criei um folheto com a forma de um coração e chamei-lhe "*Coração para Coração*". Escrevi um discurso amoroso com um toque de humor. Tinha preparado o material com antecedência. Queria estar preparada e, até agora, não tinha visto nem ouvido o meu *veneno*, era demasiado estranho para ser verdade. Dois dias antes do nosso evento familiar, acordei por volta das cinco da manhã (este veneno não gosta de dormir até tarde). O *veneno* tinha decidido participar comigo na preparação das festividades. Os meus pensamentos eram terríveis; imaginei-me na *sinagoga e, quando chegasse a minha vez de fazer o discurso, fugiria do* pódio, sem conseguir dizer uma palavra, apesar do meu amor pelo meu filho. Esta era a mensagem do meu *veneno*; eu ouvia-a muito bem. Nesse dia, a minha saúde estava longe de ser desejável!
Mais uma vez, este *veneno* em mim tentaria perturbar-me. A sua voz parecia tão real, tão viva. Tinha a hipótese de desistir agora, mas lembrei-me da minha Maman.
Chegou o grande dia; comecei-o com uma corrida à volta do quarteirão de manhã para ficar em forma e libertar o meu stress. Subi ao pódio com a minha família; os meus olhos tinham um alvo, que era o meu filho. Estava pronta para lhe ler o meu discurso, e o *veneno* não tentou intimidar-me. As minhas palavras sobrepuseram-se à sua voz, a minha vontade à sua vontade. O nervosismo acalmou e voltei para o meu lugar. No final da cerimónia, o meu filho fez o seu próprio discurso e eu ouvi-o com muita atenção. Ele surpreendeu-me várias vezes ao falar de si próprio. Com base no que aprendi sobre mim

em psicoterapia, apercebi-me de que era muito parecido com ele em muitos aspectos, e não fiquei desiludido.
Tanto tempo para estar no exílio e quanto é que o meu *veneno* destruiu?
A minha nuvem teimosa ou o meu *veneno* genético eram ambos a mesma coisa, um incómodo no caminho da minha vida. Mas o meu amor pelos meus filhos nunca dependeu deles; eles foram as únicas pessoas que amei durante as minhas depressões ou durante o meu hipopótamo... O Amor incondicional.
Chegou o dia seguinte à cerimónia religiosa. A noite de domingo foi de festa para os nossos amigos e para nós. O meu filho, claro, foi o convidado de honra; fez outro discurso para a empresa, dando-lhes as boas-vindas e agradecendo-lhes. Com boa música e boa comida, eu estava no ponto certo e até no ponto mais alto e planeava escalar mais um pouco nessa noite.
Depois do jantar, convidei o meu cavalheiro de olhos azuis para dançar comigo. Assim que começámos a dançar, abracei-o com uma força que nunca conheci. Já não era tímida? Parece que o meu *veneno* queria ser simpático comigo e deixar-me desfrutar do convívio com o homem que me elevou, mas uma semana antes, na aula de ténis do meu filho, vi-o e aproximei-me dele. Queria abraçá-lo e segurar-lhe o ombro, mas a minha mão não se mexia, não conseguia. Naquela altura do meu tratamento, não conseguia explicar estas diferenças nas partes do meu corpo, bem como estas variações de timidez que apresentava, mas não estava interessada em explicar as coisas; estava em psicoterapia para aprender e o meu melhor professor era o meu médico.
Eu sabia, pelo psiquiatra que tinha consultado em Israel, que era eu que carregava no botão para que a hipomania ou a depressão acontecessem. Naquela noite de festa, eu tinha provavelmente carregado no botão da minha moca, e senti-me no meu melhor nos braços daquele húngaro; aquela noite era a minha noite! Quem é que pode dizer que eu estava perigosamente doente? Será que estava?
Também sabia como carregar no botão para me sentir miserável. Não sabia porquê, nem quando, nem como o fazia. Simplesmente fazia-o e não tinha de ir para uma escola especial para aprender a fazê-lo.
Sempre soube que a música me influenciava, mas só agora tomei consciência de que a música me podia levar a galáxias mais altas, especialmente quando ouvia as cordas do violino a apontar para o meu coração; talvez aí o *veneno não* me pudesse atingir! Que maravilha na minha vida!
Porque é que eu não sabia todas estas coisas sobre mim antes? Muito provavelmente o meu *veneno* apagou na minha infância as melodias e as belezas de mim, em mim. E o que é que ele me deu em vez disso? Na sua generosidade, deu-me uma série de depressões que pareciam estar a aproximar-me da sepultura. Eu não queria morrer, mesmo sabendo onde queria ser enterrado.
Houve outra descoberta sobre mim própria: Não sabia que gostava de escrever. Nunca escrevi antes de a minha hipomania ter despertado.
Desde então, sentar-me em frente a um computador e escrever é um prazer especial para mim. Apercebo-me agora que este gosto pela escrita é como se falasse de mim ao jornal e o *veneno* se calasse durante algum tempo. Isto é totalmente novo, e talvez isso seja bom para mim. Estarei a melhorar na limpeza da nuvem que andava sobre mim? Será este um dos "comprimidos" da minha recuperação? Eu tinha um tio bonito, irmão da minha mãe, que me chamava Macho. Também ele esteve doente toda a vida com depressões. Tinha um talento incrível para a escrita, apesar de não ter ido à escola durante muito tempo e não ter ouvido falar de Victor Hugo, Proust, Camus e outros. Talvez isso estivesse presente nele, um presente que recebeu do seu próprio *veneno.*
Quando fiz a minha primeira psicoterapia em França, durou dois anos e meio, e eu sabia que ainda não estava bem de saúde. Esta terapia tornou-se agora possível graças à química entre mim e o meu maravilhoso médico. Era tão perfeita. O meu médico compreendeu a minha doença e a mim; acreditei nele e na sua competência. Será um longo processo até à recuperação completa, com os seus altos e baixos; e a vida humana não é linear.
Um dos aspectos mais importantes de mim próprio, novo e inesperado, foi a minha crença em Deus. Uma semana antes do Bar Mitzvah do meu filho, escrevi: "A minha crença em Deus está a tornar-se um facto consumado e, tanto quanto posso dizer hoje, a minha Fé nunca desaparecerá." Precisava de

ajuda para carregar as minhas dores e o meu desespero. Quem o poderia fazer comigo, por mim?
A fé chegou-me de muito longe no tempo e no lugar; as suas sementes foram plantadas em mim quando eu era muito jovem. Lembrei-me do meu pai; era um homem religioso. A minha avó analfabeta, MamanMilie, seguia os mandamentos de gerações sem compreender quando e porquê, onde tinham lugar. Seguia à letra, sem sequer saber ler. Vinha de uma família tão pobre, e a única esperança que tinham era a fé em Deus. Essa fé deve ter estado presente em mim desde a minha juventude, mas a poeira pesada impediu-me de a conhecer e de a utilizar nos meus momentos difíceis. Sou um novato neste sentimento.
Por vezes, senti-me tão estranha. Serei eu normal, fazendo coisas que nunca fiz antes, como ficar emocionalmente ligado à Mezuzah? Porque é que vou à porta, abro-a e beijo a Mezuzah? (A Mezuzah é um objeto de aspeto retangular, pregado no batente da porta e onde se encontra um pergaminho com a oração judaica mais importante, Schema - Deus é um só). Comprei-a em Jerusalém. Sei onde a comprei e sei quando a comprei, mas não sabia porquê!
Junto à Mezuzah, disse algumas palavras de oração. Digo as minhas palavras de dor e sinto algo novo que me pertence mais do que nunca. É a minha nova fé, e ajuda-me.
Nunca me renderei a este *veneno*.

Capítulo 15 : **Uma viagem a Israel - na doença e na saúde**

Chegou o verão e eu já tinha passado uma semana em Israel. Sentia-me tão bem ao lado das minhas irmãs e do meu irmão e gostei do buffet que tinham preparado à minha chegada. Havia uma variedade de sabores, algo para todos; algo francês, outro tunisino, e algumas iguarias do Médio Oriente. O meu exílio judeu estava ali à mesa e no meu país.

Tive saudades dos meus filhos e do meu marido que ficaram nos EUA, mas o pôr do sol na praia de EinDor, na parte norte de Israel, foi um verdadeiro prazer para mim, uma cena mágica para ser contemplada com espanto e admiração.

A minha mãe estava connosco na praia, e a sua dependência dos filhos era evidente. Nunca me comportarei como ela, mesmo que partilhemos o mesmo *veneno*. Nessa altura, dirigi-me a ela com perguntas: "Mãe, porque não nos contaste o suicídio do nosso avô?" "Porque não tomaste conta de nós quando éramos crianças?" "Mãe, sabias que eu tenho a doença que tu tens e porque não me perguntas sobre a minha saúde?" "Não tenho o direito de sentir, de me sentir mal e de me sentir zangada contigo? Tomei conta dos meus filhos nos meus piores momentos e ensinei em todas as fases da minha doença. Mãe, porque é que te comportas como se o mundo tivesse de ter pena de ti?" Não estava à espera de qualquer resposta da parte dela; não obtive nenhuma.

No dia seguinte, senti-me orgulhoso por ter mostrado a minha raiva à minha mãe por uma vez. Foi o resultado direto da minha psicoterapia. Comecei finalmente a comportar-me como o psicólogo que tinha consultado em Israel há alguns anos, quando estava numa emergência, me tinha dito para reagir à minha mãe. Ele queria que eu me comportasse com ela como uma filha e não como uma criança.

Voltei para casa, nos EUA, e durante quatro dias não me senti muito bem. Terá sido por causa da conversa com a minha mãe? Apercebi-me de que chegava sempre a um ponto baixo desagradável depois de as coisas estarem a correr melhor para mim. Queria analisar porquê, embora na maioria das vezes não conseguisse encontrar uma resposta para as minhas próprias perguntas. A resposta que eu procurava estava provavelmente escondida na minha nuvem, o ornamento de mim. Perguntava-me se chegaria o dia em que saberia porque me sentia mal e em que a nuvem já não pareceria tão opaca.

Nesses períodos de baixa, não me apetecia telefonar aos meus amigos. Pensava que as pessoas se tinham esquecido de mim e, na minha mente deprimida, sabia que não seria convidada para o piquenique do Dia do Trabalhador organizado por uma família russa, amiga da nossa.... E eu sabia que o homem de olhos azuis estaria lá.

Conheci-o finalmente no piquenique do fim de semana do Dia do Trabalhador, a mulher deprimida que eu era, também foi convidada. Sentimos um certo prazer em ver-nos e o nosso aperto de mão não podia mentir. Eu ainda o amava, ao contrário do que tinha pressentido na semana anterior, quando os meus pontos altos não apareceram. As palavras *pensamentos, estados de espírito, sentimentos, altos e baixos* são claras para a maioria das pessoas, mas para mim ainda são uma confusão? Até quando e quando é que isso vai mudar?

E perguntei-me porque é que o amor era feito de uma forma tão confusa para mim, e perguntei-me porque é que o meu amor por ele tinha a forma de uma onda. Gostava de ter o meu médico mais disponível para mim sempre que tinha uma pergunta. E também me perguntava porque é que eu precisava de uma resposta para todas as perguntas que me vinham à cabeça.

Será que a psicoterapia ia responder a todas as minhas perguntas, incluindo a última?

A minha amiga telefonou-me ontem e disse que tinha reparado que, desde a última vez que nos encontrámos, eu parecia estar em grande forma. "Não vem da maquilhagem", acrescentou, "mas sim de uma camada mais profunda". Eu sei que ela tinha razão, mas o que ela não sabia e o que não viu foram os momentos em que me sinto tão mal. Ela não sabia que, quando a minha depressão estava no trabalho, eu me certificava de que ela não podia saber disso e não sentia que algo estava estranho comigo. Parece que disciplinei um pouco o *veneno*. Estava determinada a não deixar que ele se metesse na minha privacidade.

E esta tem sido a mesma decisão para os meus outros amigos, para os meus filhos e para o meu marido na maior parte do tempo. Era difícil fazer crer que me estava a sentir bem, e era ainda mais difícil não

deixar transparecer as dores que sentia no meu rosto, nas minhas conversas. Mas, desta forma, lidei melhor com a minha doença. Parecer forte e saudável para o meu marido dava-me o direito de identificar a sua atitude; isso seria importante para a minha recuperação e para descobrir quem era realmente este homem com quem casei há anos.
Quando me sentia muito alto, não tinha culpa nenhuma; quando estava baixo, tinha demasiada culpa. Parece que sou duas pessoas com um grande contraste entre elas, mas sou a mesma pessoa e vou ter de compreender este disparate.
"Oh Deus, ajuda-me! Ontem à noite, as minhas palavras de oração foram para Ti na minha casa, a que chamo a casa dos meus sonhos. Oh Deus, tu conheces o meu sofrimento, é tão difícil de aguentar e eu esforço-me muito para aceitar essas dores. Ajuda-me a sofrer menos e a curar-me mais depressa".
... Até quando Deus?
Estou a chegar a um ponto em que por vezes perco a paciência, mas não a fé. A minha agonia tem sido demasiado longa e demasiado dura, mas estas palavras, estas orações são muito úteis, precisei delas e acredito nelas. Elas ajudaram-me verdadeiramente, e só agora estou a aprender a rezar. Quando falo a minha língua a Deus, é o meu *veneno* que não ouço. Às vezes, quando caminhava para lugares na natureza com a minha solidão, falava com Deus; a minha doença levou-me a fazer o incrível, só para que eu pudesse lidar com isso e talvez crescer com isso.
"Oh Deus, está comigo a cada segundo da minha vida e especialmente quando me sinto tão perdido .... sem Ti".
Também tenho em mim estes momentos de euforia. Como é que eu poderia ter lidado com o Inferno sem ter uma pequena recompensa - um Paraíso só meu?
Juntei pedaços da minha fé, pedaços da minha família e de muitas gerações. Estas pessoas eram boas, muito compassivas. O amor estava em todo o lado entre os meus antepassados simples e os meus antepassados mais instruídos. "Meu Deus, se não estás sempre nos meus pensamentos, estás sempre em mim. Acredito na tua mão maravilhosa nesta minha história. Meu Deus, o mundo não poderia ter existido sem Ti, e eu também não."
Para qualquer pessoa, a descoberta de si próprio deve ser tão fascinante. No meu caso, descobri que entrar em blackout me ajudava a descobrir algo novo sobre mim; isso acontecia sempre que seguia a vontade de um *veneno* que eu não escolhia. Muitas vezes, quando começava uma depressão e depois de ela acabar, o apagão rendia-se e eu dava um passo em frente na minha compreensão, recuperava um pouco mais de auto-confiança. É claro que este não é o caminho da natureza, e ninguém o faria intencionalmente. Este é um caminho tortuoso meu!
Depois de uma parte da última nuvem ter desaparecido, descobri que também eu era uma pessoa muito compassiva e senti-me orgulhosa dessas minhas famílias: eram iguais. A compaixão vivia nessas famílias.
Num dia de verão em França, quando visitava os meus sogros em 1989, fui passear com um dos meus filhos. Vimos uma senhora sentada no chão com um bebé nos braços. A dor que sentimos por ela levou o meu filho a uma loja ali perto. Saiu de lá com uma sandes e uma bebida. Tinha feito um *mitzvah*, uma boa ação. Fiquei orgulhoso por a história da minha família continuar; vi-o com a ação do meu filho. Éramos uma família com amor e compaixão, e não deixaremos que isso morra.
Uma noite, no outono de 1989, fui para a cama cedo com o nariz a pingar. Fiquei realmente surpreendido por estar doente. Durante todos estes anos, parecia que a minha única doença eram os meus "down-ups-down", o meu único médico era o meu psiquiatra e o meu único vírus era o meu *veneno*.
Por acaso, estou a ir para uma mudança? Tentei descontrair-me. Um dos meus ouvidos escutava a chuva que caía e o outro escutava uma peça de "Camille Saint Sans" para flauta e orquestra; depois, a oitava e a nona sinfonias de Beethoven. Para mim, era "*La Dolce Vita*", ou "a doce vida", em italiano.
Estava também a pensar no meu médico. A minha conversa com ele tinha-me ajudado muito. Não parece impressionante falar vinte e cinco minutos com um psiquiatra que não diz grande coisa - apenas algumas palavras de vez em quando, e sempre: "Tens razão". A terapia é feita disto!

Mas a terapia não existia no tempo do meu avô e da minha mãe. Que tipo de terapia é que essas pessoas "loucas" podiam ter? Sinto-me tão triste pelo meu avô quando *a imipramina, o lítio e a psicoterapia* não estavam disponíveis para ele, nem o meu grande médico podia estar ao seu lado. A minha mãe beneficiou tardiamente do *lítio.* Este tipo de medicamento ajudou um pouco, mas parece que a doença tinha feito mais estragos nela do que em mim. E eu continuo a analisar esta doença peculiar; e se eu desse um nome diferente, seria "O *Desumano* na *Humanidade".*

Eu adorava a noite de sexta-feira; era uma noite sagrada nos lares judeus. Havia qualquer coisa na santidade do sétimo dia, o Sabbath. Lembrava-me muitas vezes de fazer amor. E para mim não havia nada mais sagrado e mais pacífico do que duas pessoas apaixonadas.

Eu não estava apaixonada pelo meu marido, ele não tinha maneiras, nunca se mostrava caloroso, os seus movimentos faziam-me lembrar um autómato na cama ou fora dela. Para mim, isto seria mais do que uma curiosidade; seria uma investigação pessoal, porque eu sentia fortemente que o meu marido tinha um problema grave, apesar de ser um intelectual a ensinar na universidade! Estava apreensiva com ele e sentia que tinha um sexto sentido que me ajudaria a procurar as partes estranhas que se escondiam no meu marido de dezassete anos.

Esta noite, fomos com amigos ouvir a orquestra "Moscow Virtuosi", um programa rico e uma das peças era a "Serenata para Cordas" de Peter Tchaikovsky. Quem é que pode dizer que há melhor música entre a extraordinária música alguma vez escrita? O título apenas mexeu com todos os meus sentidos.

E eu sabia que o homem de olhos azuis estaria lá. O meu homem húngaro estava tão profundamente no meu coração e na minha hipomania que as minhas noites se tornaram uma série de sonhos cheios de doces fantasias.

Hoje sei que o amor começa à nascença. Está aqui desde sempre e deixa-nos quando saímos da vida. Suponho que nem toda a gente tem o privilégio de conhecer o amor que se alimenta, se desenvolve e cresce. E sinto-me tão triste quando penso na minha mãe; ela nunca alcançou este sentimento tão elevado - isso notava-se nela e a sua linguagem era outra prova disso. Ela podia ter amado e era uma mulher muito atraente! Escolheu não se amar a si própria, sem qualquer culpa. Não teve escolha! Nunca foi tratada de forma justa pelo *veneno* que se aproveitava da situação usando a sua mente e o seu corpo. Ela estava como eu, nas mãos do *veneno* genético - mas ao contrário de mim, não se conseguia libertar dele, não tinha controlo sobre os seus pensamentos, as suas emoções também não eram livres, e uma grande parte dela estava atrás de uma nuvem. Ficou incapacitada para o amor e outros sentimentos - acredito que, se pudesse, teria mudado o rumo da sua vida.

Foi em 1988, no quintal da minha casa, que me apaixonei pela vida. Senti um sentimento totalmente novo. O meu *veneno* transformou-se num feiticeiro da felicidade. Um pássaro fez-me feliz, uma árvore fez-me pensar, e uma canção levou-me a uma esfera superior. Nada estava errado; nada era mau, nada era feio; nada era o que eu não queria que fosse. O pôr do sol ou o nascer do sol do início do outono era indescritível. Os meus olhos nunca tinham visto tamanha beleza. O *veneno* não podia estar aqui.

Não poderia ter sido perfeito sem um homem, mas eu também o tinha. Não era o meu marido, e a razão era que eu não conseguia sentir qualquer atração ou amor da parte dele - francamente, isso nunca aconteceu desde o início; mas eu tentei e não conseguia perceber porque é que ele nunca respondia. Apaixonei-me por um homem e senti-me tão bem que não queria que ninguém visse a minha felicidade; escondi-a dentro de mim. Mas contei ao meu marido; ele ficou espantado por eu lhe ter contado. Visitava o meu médico regularmente, mas não lhe abria o meu coração e ele não reconhecia em mim a doente hipomaníaca.

Será que o *veneno* feio ficou tingido com as cores do arco-íris?

Pela primeira vez na minha vida, tive um sentimento tão grande, tão grande, e isso seria um segredo, tal como os meus sentimentos terríveis tinham sido um segredo em mim durante demasiados anos. Nunca amei tanto. Podia ter vendido a minha mente e o meu corpo cheios de Amor - tinha-os em abundância, noite e dia.

O meu homem lembrava-me muito o meu pai. O meu amor por ele era muito tímido, e os meus

pensamentos giravam em torno dele sem parar. Mas não tão infinitamente!
Após três meses de hipomania, caí numa depressão - foi uma depressão grave que durou seis meses. Adieu, adios meu amor, já não consigo sentir, já não consigo pensar em sentir-me pedrado? Não sabia que tipo de doença tinha; era uma pessoa deprimida. O meu primeiro médico tinha-me classificado como unipolar, então o que é que se passa com estes saltos para cima e para baixo? Serei um ioiô?
Na sexta-feira, depois de ter dado aulas, fui para o meu Corolla, não me sentia muito bem e não sabia porquê. Antes de começar a conduzir, pus uma cassete de que gostava habitualmente e que me fazia vibrar. Ao fim de quinze ou vinte minutos, sentia-me muito melhor e até comecei a fantasiar com o meu único cavalheiro. Achei intrigante o facto de poder afastar o *veneno* feio com uma peça de música e de poder pensar no homem que queria com a ajuda de uma peça de música - especialmente com a ajuda de Amadeus.
Eu via aqui um grande valor para a música, muito maior do que um milhão de comprimidos da farmácia.
Estou a aprender, passo a passo, sobre a minha condição genética, com vontade e coragem e com a minha nova Fé. Vivi a minha vida da forma que era suposto ser e da forma que queria que fosse. Vivi a minha vida num círculo que incluía a minha família e os meus amigos; o meu médico e o meu trabalho. Um dia lerei estas palavras e poderei dizer: "Consegui!"
Dentro de mim, já sentia um orgulho que ganhei com muito trabalho espiritual, compreensão e com muita fé.
Era tão incrível, sentia-me muito mais forte; os meus maus sentimentos eram como as nuvens matinais que desapareciam imediatamente após uma curta manhã de depressão. Levei muitos anos a compreender, muitos anos em que me doía muito, por vezes demasiado à escala humana. Muitas vezes a esperança abandonava-me e, na minha mente deprimida, pensava que nunca iria ficar bem.
Desde o dia em que me lembro do início da minha doença, quando as minhas dores se tornaram incrivelmente dolorosas e incompreensíveis, cheguei ao dia em que ouvi uma nova voz em mim, a voz que a minha família sabia ouvir; ouvi a voz de Deus. Nesse dia, estava a sofrer tanto e em desespero e, olhando para o céu, pedi ajuda a Deus. A partir desse momento, a honestidade e a integridade entraram em mim para sempre.
Posso arrepender-me do longo tempo em que não tinha consciência. E se me posso contradizer, direi que nunca me arrependi do que foi o passado. Ele preparou-me para um futuro melhor.
Fizemos uma festa na sexta-feira à noite e foi um sucesso; a Festa das Luzes estava aqui. Preparei os meus cozinhados com antecedência e dediquei algum tempo a estar bonita. Vamos alegrar-nos com o Hanukkah! Sugeri aos meus convidados uma troca de prendas entre a mulher e o marido. E esta mulher bipolar? Deve ter umas ideias invulgares. "Percebo que esta mulher deve ser eu e que os seus tesouros estavam a sair numa altura de hipomania. Regozijo-me com esta oportunidade que me foi dada.
Nunca me faltaram ideias, e talvez o *veneno* quisesse alegrar-se comigo. É certo que essas ideias foram trazidas pelo *veneno*; parece também que o *veneno e eu* somos um só.
O meu segundo exílio continuou a viver comigo, mas só a felicidade se manifestou no meu rosto nessa noite. Nós, humanos, somos obviamente pessoas incríveis.
A minha Hippomania tornou-se parte da celebração porque o meu cavalheiro húngaro estava lá. Chegou a hora da sobremesa e do café e, quando o servi, consegui tocar-lhe nos dedos e, sem surpresa, um pouco de nuvem afastou-se para deixar o sol aparecer tão claramente. Eu sabia como estar em cima. Também podia estar em baixo. Quando é que vou ser normal?
E a mulher tímida não tentará mais nada com o homem de olhos azuis até perceber porque é que tudo o que tem a ver com ele, e que ela quer fazer com ele, acaba num desastre, numa agonia total. Isto não aconteceria a nenhuma mulher saudável que quisesse ter um caso. Portanto, estou muito instável, o meu intelecto também não está lá, e eu estava a jogar jogos que me faziam sentir mal e ainda pior. Continuo a ir para o quarto escuro, castigada pelo *veneno* que não concordou em deixar-me ficar pedrada quando vi o meu homem húngaro casado. Porque é que ele se importava tanto?
E quer demorasse um dia ou uma semana, eu estava pronta com outra ideia para ele que parecia ser

tão louca como a anterior.
Acho que precisava de ficar mais algum tempo na escola de psicoterapia. Entretanto, estou a descobrir e a aprender sobre o meu eu interior que sempre evitei; compreendo-me um pouco mais por dentro e isso permitiu-me ser melhor e ser humano também. Esta forma de aprendizagem parece ser muito difícil e talvez não haja outra maneira - continuo a achar que os comprimidos não vão aceitar fazer o trabalho; os meus médicos não foram convincentes e não deram provas até agora. Desesperei muitas vezes, mas sabia que tinha de me tornar saudável e, como filha do meu pai, a minha vontade guiava-me e o meu Deus olhava por mim.
Tenho uma pergunta a fazer ao meu querido médico: É possível que, há algum tempo, num restaurante, enquanto celebrávamos uma festa de aniversário e enquanto eu olhava para o meu cavalheiro, os seus olhos me lançassem um olhar intenso e penetrante que me pareceu invulgar e falso? O meu médico ignorou a minha pergunta. Isto aconteceu noutra ocasião, numa festa de natação, e ainda estou confusa. Será que vou saber se foi um olhar hipomaníaco meu?
Se sim, devo ter muitos poderes!
Hoje é o Dia da Mãe e estávamos a ter um dia muito agradável. Depois de um piquenique num parque, alugámos um barco. Parece que o meu *veneno* gostava de apreciar a comida, o lago, o sol. À noite, em casa, no final do programa "Sessenta Minutos", senti-me bastante mal e adormeci em frente à televisão. Acordado alguns minutos depois, decidi mudar a ordem na desordem da minha vida; trabalhei na cozinha e decidi escrever mais tarde. Depois comecei a sentir-me melhor, muito melhor.... até me sentir normal. O *veneno* que me enchia de dores o corpo inteiro, minutos antes, decidiu fazer um acordo comigo e esta será a sua mensagem: *"Se e quando te levantares e lutares contra a tua fase depressiva, serás recompensado".* A rádio passou a ópera "Carmen" e eu senti-me tão bem! Intelecto e música; era este o acordo! Em vez de me sentir mal por uma razão que eu não podia saber, mexi-me e ocupei-me com a parte saudável da minha vida. O *veneno* recompensou-me. Será que estou a conhecer melhor o meu *veneno* e o que ele quer de mim?
Como as nuvens na atmosfera mudam de um minuto para o outro; como mudam de forma para forma, e de cor para cor - assim se comportam os meus sentimentos!
Sob um céu cinzento, uma chuva fina e contínua bate nos vidros do meu carro. Dentro do carro, estou bem abrigado da chuva e uma cassete em volume alto penetra no meu coração, desesperado por sensações de notas não monótonas. Até à minha cabeça, a música circula e eu gosto muito dela!
Obrigado, Deus, por me teres dado este gosto pela música; Deus, deixaste-me procurá-la e, apesar do pó pesado que ainda tenho dentro de mim... encontrei-o.
Não conheço nem ouvi falar de muitas pessoas que tenham passado por este tipo de metamorfose. Devo dizer que a minha vida é única, que a minha história é verdadeira e que, num mundo cheio de cópias, prefiro ser original.
Li um artigo hoje na "Psychology Today"; fez-me sentir bem e fez-me compreender que não existe uma diferença fundamental entre os seres humanos e que, com ou sem um distúrbio de humor, todos precisam de controlar os seus pensamentos, especialmente os desnecessários, os ilógicos.

Capítulo 16 : Os meus estados de espírito estão a aparecer.

Estou a atravessar um período terrível na minha doença; estava de novo numa depressão grave e parecia haver uma razão: escrevi uma nota de saudação ao meu chefe, de quem era muito tímido; as palavras eram bastante poéticas. Chegou o feriado de Ação de Graças e, com ele, a oportunidade de escrever; não sabia porque o fazia, ou talvez apenas porque me sentia atraída pelo meu patrão e o meu intelecto não ia mais longe. A caminho de colocar o bilhete na caixa do correio, senti-me mal e suponho que qualquer outra pessoa teria desistido da ideia de enviar o cartão; dei mais uma volta ao edifício e regressei à sala do correio. Senti-me melhor e, desta vez, deixei o postal na sua caixa....Que Sera Sera (o que será, será).

Uma semana depois, voltei ao mesmo quarto para ir buscar o meu correio. Para minha surpresa, encontrei um bilhete que dizia: "Pode telefonar a qualquer momento" e, por baixo, uma assinatura que não era muito clara para mim. No entanto, decidi que só podia ser o meu chefe a responder ao meu cartão. Regressei a casa e comecei a sentir-me trémula, um pouco deprimida, o costume.

Passaram alguns dias e voltei a olhar para a nota; vi um número de telefone que não tinha visto antes. Verifiquei-o; não era o número do meu chefe. Liguei para esse número e uma secretária da universidade atendeu. O bilhete era de um professor que eu ia lecionar no semestre seguinte; ele queria ajudar-me, pois sabia que era a primeira vez que eu ia lecionar esta disciplina.

Aceitei dar este curso sabendo que a matéria era desconhecida para mim e que se destinava a estudantes do ensino. Sabia que devia ter sido mais cuidadosa e recusar este curso, mas ainda não estava na minha agenda nublada tomar decisões definitivas que me ajudassem a sentir-me bem. Um equilíbrio frágil levou-me a uma depressão ligeira por causa de uma decisão que não veio da parte sincera de mim e que ainda não podia reconhecer - isto acontece sempre que o *veneno* toma conta de mim. Este *veneno* misturou o bom e o mau, o verdadeiro e o falso em tudo o que eu queria fazer e o que podia fazer.

Estávamos no início do mês de dezembro. Tive de ir ao funeral de um amigo muito próximo que tinha morrido de cancro. Na igreja, reuniram-se familiares e amigos. Sentada num banco, comecei a chorar e não conseguia parar; tive uma sensação estranha com aquele choro contínuo que durou toda a cerimónia e ainda mais tempo em casa. Parecia falso e falsificado e aquelas lágrimas agravaram a minha depressão e levaram-me, no dia seguinte, a uma consulta de urgência no meu médico. Desde então, aprendi que esta era a minha maneira de sair de uma nuvem: sentir dores de depressão, ir para um quarto escuro e ficar lá até encontrar uma resposta para a minha miséria.

Este quarto negro não estava em minha casa; ia para onde eu fosse, e abria o seu portão sempre que eu precisava de pensar negativamente e sentir dor.... Para voltar a sentir-me deprimida. Era a minha pessoa miserável que gostava de viver naquele Quarto, ia lá buscar respostas para uma confusão de que sofria e que me surgia sem qualquer aviso. Este quarto é transportado dentro de mim e acompanhava-me sempre que mudava de morada.

Esta forma volátil e estranha foi a maneira de eu aprender sobre a minha doença... A psicoterapia é uma escola muito fixe e barata, muito mais barata que qualquer faculdade. Eu sairia pronta para a vida, e talvez aprendesse sobre essas lágrimas que tinham um gosto falso, que nunca queriam acabar. Seguir o meu caminho era também confundir-me e fazer-me interpretar mal as coisas. Isto não era intencional, era a forma como a minha existência bipolar misturava a realidade com os pensamentos peculiares que se instalavam na minha mente; eu era tão bom a construí-los. A minha confusão assentava em mim de uma forma especial; era como uma "lupa". Era interna, e ninguém a via, mas quanto mais grave era a doença, mais a lupa subia um número e dava-me o poder de ser teimosa, de me querer perfeccionista e de ser enganada por mim própria.

O único tolo era eu.

Esta era eu, uma pessoa doce e interessante, dizia o meu médico. Ele tinha um grande interesse em levar-me a usar os meus "óculos". Assim, eu estava mais perto da sala negra e voltava sempre com uma resposta.

De todas as descobertas, há uma que gosto de vos contar; uma descoberta que já devia ter descoberto há muito tempo. Uma outra parte de mim esteve separada durante muito tempo; e eu tenho cerca de quarenta e oito anos.

A palavra "**humores**" nunca me soou familiar, e tudo o que estou a aprender desde que estou doente tem o seu próprio currículo.

Estou a regressar de uma viagem ao meu interior e ainda estou no exílio. Tinha estado quatro semanas no quarto negro, quase todo o dia e por vezes também à noite. Esta descoberta foi talvez a parte mais importante em mim e de mim. Estava finalmente a descobrir os meus humores! Creio que antes não os sentia realmente dentro de mim; ou então não os conseguia identificar devido à estranha doença de que sofria. Esse deve ter sido outro truque do meu veneno - nunca me deu privacidade. Além disso, não me deixava sentir os meus estados de espírito ao seu nível correto. E agora sei que não fui responsável pelo que aconteceu e pelo que passei, pois não conhecia a minha deficiência; o *veneno* é que era a minha deficiência!

Estes estados de espírito não se manifestavam no meu rosto. Não se manifestavam na minha vontade ou na minha coragem. Estavam lá, no mais profundo de mim. Davam origem aos meus pensamentos e aos meus sentimentos, e eu odiava-os porque me causavam dores tão terríveis.

Portanto, o *veneno* tinha controlo sobre os meus estados de espírito, sobre os meus pensamentos e sobre mim. O que é que me restava para me gabar?

Descobri os meus estados de espírito; a sua voz era tão clara que foi uma surpresa para mim poder dizer: "Consigo ouvir os meus estados de espírito a dizer-me qual era a minha cor interior, do branco ao preto, esta consciência tinha finalmente um nome... Eram os meus estados de espírito". Já não posso evitá-los e, apesar deles e do abuso que fazem de mim, direi sempre (em francês) "J'aime la vie" - eu amo a vida.

Sinceramente, arrependo-me de não ter começado mais cedo a minha psicoterapia e de não ter compreendido o que a psicoterapia me poderia ter trazido e o que teria significado para mim. Mas não é preciso fazer demasiadas perguntas... Mas talvez por causa das minhas perguntas tenha chegado ao meu estado de espírito!

Comecei a minha psicoterapia e vou terminá-la. Sei que muitas pessoas não são rigorosas e não gostariam de passar pelas dores e pela verdade que daí resulta. Acredito em tudo o que funciona e estou disposta a experimentar tudo porque ainda não saí do túnel, mas hei-de sair.

Na minha psicoterapia, ultrapassei muitas vezes os meus limites; era uma forma de encontrar essa verdade que se escondia tão profundamente em mim. Não conhecia os meus verdadeiros limites; de facto, penso que as pessoas bipolares têm um humor de borracha - pronto a subir e a descer - e meti-me muitas vezes em sarilhos porque a medida dos meus limites era incorrecta. Mas, também nesta parte, declaro-me inocente.

Ainda estou na minha fase de descoberta, como um bebé que descobre o seu mundo sozinho. E hoje o meu humor está em baixo, talvez porque me esqueci de tomar o lítio esta manhã. Meu Deus, onde está a minha alegria? Estou à espera que ela chegue depressa; as ondas do meu humor são tão cansativas.

E fiquei impaciente, o livro que estou a escrever está à espera na minha secretária e, entretanto, vou escrever em papel branco e vai parecer tão aborrecido como a neve suja que vejo da minha janela. Voltarei a escrever em papel colorido quando a vida me mostrar a sua luz. Assim que os meus estados de espírito mais agradáveis aparecerem e baterem à porta, abri-la-ei prontamente.

Quando penso nos meus novos estados de espírito, apercebo-me de que são a base dos meus pensamentos; formaram o meu carácter desde o meu nascimento e talvez antes. Por isso, tomei uma decisão corajosa. Tinha de ir visitar o meu passado, visitar o positivo e o negativo desses estados de espírito. Queria saber o que estava errado dentro de mim e o que era aquilo a que eu chamava em francês o *"Je ne sais pas"* que estava amarrado aos meus sapatos e aos sapatos da minha mãe ao longo de toda a nossa vida. Posso dizer que, ao fazer o que estou a fazer, estou a mudar para melhor.

Ainda estou a escrever em papel branco. A vida continua a parecer-me monótona ao fim de um mês, desde que descobri os meus estados de espírito e o veneno que se escondia em mim. Foi um choque descobrir os meus estados de espírito e foi por isso que entrei em depressão. Lembro-me da minha

mãe, ela era muito vulnerável a todo o tipo de choques; será que pessoas como nós não têm lugar no nosso planeta?
Os últimos dois dias têm sido melhores e, ontem, a caminho do trabalho, ouvi-me a cantar no carro.
Sei que daqui a pouco tempo vou estar a cantar com muito mais força e vou começar a escrever no meu papel colorido.
Este é o meu caminho, o meu caminho... nunca desanime.

Capítulo 17 : **Sem dúvida, de cima para baixo**

Fiz tudo o que pude para não dar ouvidos ao *veneno* que havia em mim. Conhecia as suas persuasões e a sua "Raison d' Etre" (a sua razão de estar vivo) de uma forma que não conseguia explicar.

Era o único caminho para a minha salvação, não dar ouvidos a esta voz artificial que tentava assustar-me, embora houvesse alguma verdade neste sussurro, tal como há alguma verdade na voz associada à minha mania. Talvez a voz da minha mania seja também uma parte deste *veneno*? Serão três vozes suficientes para gerir a minha vida? E quanto a controlá-las?

A melhor disposição está a chegar depois de alguns dias de confusão e finalmente estou a escrever novamente em papel colorido. Tinha-o deixado por um momento, um momento de reflexão sobre mim próprio. Estou a descobrir mais sobre o meu *veneno* e os meus estados de espírito, como os meus estados de espírito cantam ou choram, seguindo a sua música - música de um funeral ou música de um casamento.

Passaram quase três meses desde que descobri os meus humores; quando os ouvi pela primeira vez. Foi um choque total e tentei perceber o novo item que estava a descobrir na minha mente complicada e doente.... com a abertura gradual da minha alma.

E descobri o que se passava na minha cabeça, muitas vezes confusa, o que via com os meus próprios olhos, todas as fantasias que tomava pela minha realidade. Pela primeira vez na minha vida e com uma nova consciência, fui atrás dos meus humores continuamente, ouvi e senti a forma como desciam e subiam como uma sinfonia cujas notas por vezes descem demasiado baixo e sobem demasiado alto.

Pela primeira vez, senti o meu humor subir depois de ter tomado dois comprimidos de lítio em vez de três.

O meu médico disse-me que qualquer médico credível pode fazer o que ele estava a fazer comigo. Para mim, ele era o único psiquiatra credível e sê-lo-á sempre.

E ainda não me tinha chamado hippomaníaco.

Esta manhã, levei a minha mãe, que nos visitava de Israel, à sinagoga, onde ouvimos canções sefarditas em ladino. Foi muito bonito! Mais tarde, um casal encantador contou-nos três lendas judaicas. Ficaram-me imediatamente no coração. Aqui está uma delas:

Um homem que trabalhou muitos anos por um saco cheio de ouro, um saco cheio de prata e outro cheio de cobre, encontrou uma senhora e quis comprar-lhe o seu xaile. Ela respondeu-lhe que não estava à venda. Mas tinha ideias maravilhosas para lhe contar:

1. Apanhar sempre a estrada principal.
2. Uma coisa feia pode ser bonita.
3. A raiva deve sempre esperar até de manhã!

Para mim, também deram três princípios maravilhosos, que eu poderia usar na minha nova estrada pavimentada com consciência e honestidade. Sim, sei que vou cometer erros, sobretudo quando a minha psicoterapia tem apenas dezasseis meses, é nova como um bebé. Sinto que este bebé vai crescer e levar-me-á para a estrada principal; será que me levará até lá - talvez até ao fim do meu livro?

Pode uma coisa tão feia como o meu *veneno* ser bonita?

A minha raiva excessiva vai mudar para um sentimento mais suave?

Quantas prendas inesperadas recebi quando aceitei sentir os humores que tinha estragado quando tinha apenas quatro anos! Não deixarei a psicoterapia enquanto não voltar a mim, a Machou, mesmo que o inferno mude para HELL. Talvez demore mais alguns anos, mas estou pronta para isso, pois sei o que preciso, o que quero, o que não posso viver sem-ME-Machou!

A minha vida de inconsciência foi longa e demasiado longa e tenho um sentimento muito triste de que a minha mãe foi uma das pessoas que se aproveitou de mim. Não conseguia sentir o seu humor deprimido, mas eu tinha o mesmo. Não conseguia reconhecer a sua linguagem depressiva, mas eu falava a mesma linguagem, se é que chegava a falar. Quão grande é a ironia desta triste situação!

A minha mãe continua a visitar-nos nos Estados Unidos; tem setenta anos. Nunca disse uma palavra sobre a minha doença. Ela só via a sua própria doença e eu tinha de me comportar como se fosse a mãe dela, tal como quando tinha dez anos de idade.

A mãe e eu andávamos no nosso bairro e entrámos numa loja de móveis. Estavam a decorrer grandes saldos e havia algumas peças de arte. Não pude ignorar um magnífico vaso de madeira, fabricado neste país, com o melhor design e as cores mais recentes da minha vida. Apaixonei-me por este vaso e o meu humor deve ter sido o responsável por esta compra. Fica tão bem na nossa sala de estar, na casa dos meus sonhos, e não me sinto culpada.

Sim, estou a ter uma vida mais interessante, estou a utilizar todos ou talvez muitos dos meus "pertences" mentais que nunca sonhei ter. Só os obtive depois de conhecer a minha primeira hipomania. Mas tive de pagar o preço de ouvir tão claramente o meu veneno. A vida é mais clara do que antes, porque a minha nuvem não é tão espessa agora. Sinto que a troca é justa. Respeito mais a vida e a mim próprio, e sei melhor do que nunca que nada me é devido. Quando era mais novo, nunca percebi porque é que achava que não recebia nada. Hoje compreendo-o de forma tão evidente: não tinha nada para dar, por isso não podia receber nada. Este quebra-cabeças foi anterior à minha psicoterapia, que foi a minha melhor escola.

Meu Deus, por favor, ajuda-me a manter a cabeça no lugar. Tu sabes como são os humores. Conheces os meus estados de espírito. Durante anos, fui afetado por ataques, dores no meu corpo e na minha alma; só agora começo a compreender o mecanismo. Os meus pensamentos misturam-se, e vão do pico ao vale. Por vezes, estavam em alta e, de repente, o mesmo eu estava no fundo do poço dos meus estados de espírito. Sinto que isso acontece quando uma decisão chega demasiado depressa a um intelecto não processado ou quando vivo as minhas fantasias na vida real, ou talvez apenas devido ao desequilíbrio químico associado aos meus genes. Os meus estados de espírito conduzem a sinfonia dos meus pensamentos, das minhas dúvidas. De repente, as fantasias morrem em mim e os pesadelos dançam à minha volta. Tudo isto acontece por causa dos meus humores genéticos. Saberei lidar com esta complexidade?

Mas talvez haja outra razão. Tem de haver outra razão! O que é que me falta no meu sistema? Desde quando é que me falta? Serei capaz de o alcançar? Não faz qualquer sentido que os meus humores sejam responsáveis por uma doença tão catastrófica. Um dos meus filhos tem humores e nunca teve qualquer problema. Aconteceu-me alguma coisa na minha infância? Saberei quando, onde e porquê? Será que o saberei no final da minha psicoterapia? Sei que o meu médico não me está a dar nenhuma pista. Ele gosta que eu faça as minhas próprias descobertas, especialmente quando se trata da minha própria carne e sangue. A dúvida e a hesitação são assassinas quando o humor está envolvido; e quando o humor baixo, a autoestima e a auto-confiança caem, a dor aumenta. Será que um dia vou ver claramente para explicar a minha própria confusão? Oh, Deus, eu acredito que Tu me darás a resposta e eu entenderei tudo.

Parece que me levantei com o meu lado ensolarado esta manhã e preciso de tirar partido disso.

O ser *venenoso* ainda está a dormir?

E num período de doença tudo é diferente de dia para dia, de hora para hora e de minuto para minuto. Há dois dias, recebi um bilhete do Hans, que conheci na universidade onde era professor e cheguei a ser seu assistente; no bilhete, ele escreveu sobre o curso que eu ia lecionar para ele. Este professor espetacular, de barba preta, magro e alto, atraiu-me. O bilhete era bastante seco e dececionante, e eu sabia bem como a palavra "deceção" é amada pelo meu veneno, vem num instante, instala-se no meu estado de espírito e leva-me para um mundo de escuridão e dor onde não consigo parar.

Hoje, a caminho da minha caixa de correio, vi-o; foi um encontro inesperado que me fez sentir como um milhão de dólares. Foi um bom motivo para melhorar o meu humor e pensei que ele também estava entusiasmado. É assim que um cavalheiro alto e magro, com longos cabelos escuros e barba, me leva a um sentimento romântico que nunca senti com o meu marido, nem mesmo quando tentei, gostei tanto!

Enquanto o *veneno* é generoso comigo, estamos a tornar-nos gentis um com o outro? Não sinto culpa nem pecado. Mas eu sei; o meu *veneno* não é honesto e nunca o foi, ele vingar-se-á.

A barba escura de Hans tinha muitas manchas molhadas; e eu disse a mim mesmo que ele devia estar entusiasmado por me ter conhecido. Sugeri que fôssemos à cafetaria tomar uma bebida juntos. Aí encontrámos um prazer infinito em falar, brincar e estar juntos. Este sentimento que tive por ele é um sentimento que nunca poderia ter tido antes de começar a minha viagem para o inferno. Terá sido um mandamento de Deus ou uma ordem de funcionamento da minha nova consciência? Ou talvez as duas coisas!

Não sei, mas sei o mais importante: o meu percurso de recuperação está mais próximo de mim, dia após dia, e eu estou mais próximo de Deus e de mim próprio, dia após dia. Parece que começo a ser eu próprio.
Tivemos de ir para casa, Hans e eu, mas voltaríamos a encontrar-nos.
A minha alegria chega-me muitas vezes através dos meus sentidos; abençoo os meus olhos por toda a luz que absorvem desde o nascer ao pôr do sol. Os meus ouvidos trazem-me todas estas sinfonias maravilhosas. Tal como os meus estados de espírito, têm altos e baixos, e são muito apelativos. O paladar sabe bem quando me sinto bem. O tato também tem o seu prazer, do vulgar ao extraordinário. Sinto o mesmo na natureza que me rodeia e na humanidade que está ao meu lado.
Assim que cheguei a casa, cansado e feliz, sentei-me na minha poltrona e senti imediatamente um apagão - outro ataque inesperado, como os anteriores. Passada uma hora, consegui começar a mexer-me. Levantei-me e fui dar um passeio, olhando para dentro de mim próprio para descobrir o motivo desta miséria.
E encontrei a razão. Tinha usado demasiado o meu sentido da visão com Hans, olhando-o intensamente e tanto que o fiz transpirar por toda a barba naquele belo dia de maio. Fiz subir o meu estado de espírito para obter o dobro do prazer de o ver e interpretei os seus pensamentos a meu bel-prazer. Como se não bastasse, inter-relacionei sempre na minha cabeça a sua atração por mim. Talvez eu não estivesse tão confiante nisso; precisava de um pouco de exagero para estar segura e consegui-o. Não sentia que estava a fazer nada de errado, e não sabia que podia fazer o contrário. Roma não foi construída num dia e o curso da minha psicoterapia precisou de mais do que um dia.
Estou contente com uma coisa. Há um ano, levava pelo menos vinte e quatro horas para começar a sentir o castigo do meu "pecado". Hoje, sinto-o imediatamente e pára mais depressa em função da gravidade do meu erro e do perigo que representam os meus pensamentos ridículos... e isso é uma melhoria. Afinal de contas, esta doença estava a trabalhar muito em mim, e fazia tudo para me confundir e colocar-me numa situação de total falta de autoestima. A minha própria voz também me pregava partidas. Como é que vou confiar nela?
Sim, eu sei! Preciso de continuar o meu caminho, esquecendo os conselhos do *veneno*, como o de não me encontrar mais com Hans. Quanto à minha consciência, não me parecia que estivesse ainda na escala certa, sã e equilibrada, se o *veneno* ainda lá estivesse e a minha moral sob a sua vigilância.
Há uma semana, substituí o Hans no nosso local de trabalho quando ele foi visitar a família a Munique. Ele ficou tão contente por eu ter podido dar aulas por ele que me disse que me traria um presente. Não o vi durante duas semanas, mas ontem foi o meu dia. Avaliámos os exames juntos. Fizemos um intervalo para que ele me pudesse trazer o presente e eu pudesse trazer o bolo que fiz, só porque sabia que ele gostava dos meus cozinhados e eu gostava da sua companhia. O Hans voltou com duas caixas de chocolate maravilhosas. O ambiente era muito doce, e o meu pode tornar-se ainda mais doce porque a atração física estava à minha volta e dentro de mim. Não conseguia dormir à noite. Estava tão excitada e tive outra ideia durante a minha longa noite: queria convidá-lo para ir comigo ao Museu de Arte.
E no dia seguinte comecei a sentir o *veneno* por volta das duas horas da tarde; tentava puxar-me para ele, empurrar-me para a hesitação e a confusão, e era acompanhado de uma dor intensa. Resisti; basta de sofrimento! Já passei por muitas provas, e muitas vezes dei provas de mim próprio. Quanto ao meu ataque, às três horas estava terminado. Fiquei "em mim" durante toda a hora. Desta vez, derrotei o *veneno*. E sei cada vez mais o que acontece quando estou deprimida, sei porque tenho este médico maravilhoso e porque gasto muita energia e tempo a tentar compreender o labirinto da minha vida.
Um pensamento que tive sem qualquer hesitação e com a velocidade da luz, torna-se durante um minuto ou mais, difuso, muito difuso, e não sinto qualquer confiança agora. Este pensamento já não é a minha realidade. Meu Deus, eu sei e compreendo.
Quando o *veneno* está a chegar; neste preciso momento, ele vem com lentes de aumento que mudam os meus pensamentos na minha cabeça e os exageram, uma vez claros... para uma imagem difusa. Será que a minha visão está errada? Será que preciso de ir a um oftalmologista? Ou será que devo considerar a minha cisterna para toda a força, a compreensão, a minha vontade e, sobretudo, o meu amor pela vida que recebi quando nasci? A minha vida é uma aventura! Deus, criaste toda a espécie

de pessoas estranhas;
Deus, sabes o que é o sofrimento?
Compreendo o processamento do meu estado de espírito, mas não sei, neste momento, quando e como me libertarei deste incómodo. Também ainda não sei se vou convidar o Hans para ir comigo ao museu. Mas tenho a certeza de que o *veneno* nunca conseguirá pôr os seus óculos na minha crença em Deus!
Decidi convidar o Hans para ir ao Museu de Arte. Escrevi uma nota e tencionava entregar-lha quando nos encontrássemos na quarta-feira à noite: "Caro Dr. Hans V., estou a pensar ir na próxima semana ao Museu de Arte de Chicago e gostaria muito que aceitasse o meu convite para ir connosco; serei o seu motorista e o senhor será o meu convidado".
Infelizmente, ele leu a minha mensagem e ficou pálido; pensei que obviamente não tinha gostado, mas ele foi muito delicado na sua resposta: "Tenho de voltar em breve para a Europa, disse ele, e tenho coisas para fazer, mas ainda quero pensar no assunto". Voltaríamos a falar, disse ele. Fiquei muito desiludida e tentei não mostrar qualquer mudança no meu comportamento - foi difícil!
Fui durante alguns minutos à casa de banho para chorar um pouco, para limpar a cara; um pouco de maquilhagem também fez o seu trabalho. Desci as escadas onde o tinha encontrado. Ele sugeriu que nos sentássemos na relva; estava sol e o molho de alcachofras que fiz para partilharmos estava saboroso. Foi romântico e divertimo-nos muito. Pediu-me para lhe ligar para casa dentro de alguns dias e talvez fosse possível ele vir comigo. E espero que ele diga que sim, porque eu sou apaixonada pelo amor e quero amar com paixão, e o meu marido não teria sabido disso.
Meu Deus, deste-me o amor entre os tesouros que encontrei na minha alma. Não serei eu próprio sem ele, e tenho cinquenta e três anos.
Fui ao telefone com otimismo, mas fiquei desiludida. Disse-me que não tinha tempo, mas que teria todo o gosto em encontrar-se comigo em setembro.
Senti que estava a brincar com o meu amor-próprio e perdi.
Bem, levei isso a peito e, vinte e quatro horas depois de termos falado, o meu *veneno* tentou puxar os meus pensamentos claros e sãos, levou-me a mim e aos meus pensamentos para o mundo onde esses pensamentos têm um significado oposto, rodeados de confusão e dores. Eu sei o que estou a fazer; porque é que eu, como ele e como as outras pessoas, não consigo controlar os meus pensamentos? Quero ficar acordado toda a noite e lutar contra este monstro. Será uma luta entre o touro e o toreador?
Ele não foi ao museu, mas o *veneno* veio mais uma vez e estava muito zangado. Tudo aconteceu no sábado seguinte. Eu já não estava à espera - tinham passado demasiados dias desde o meu telefonema. Desta vez, o *veneno* deve ter limpado os óculos e todas as imagens eram mais nítidas do que nunca. Será que em breve vou sair desta turbulência?
Não sabia que havia pessoas que viviam este tipo de vida com regularidade! E o meu maravilhoso, maravilhoso médico disse-me que eu sairia disto mais forte do que nunca.
O *veneno* explicou-me que aquele senhor não estava nada interessado em mim e que eu estava a fazer figura de parva. Não o devia ter convidado para o museu; "o erro é teu", disse o veneno. O que é que eu podia dizer senão: "*Jed ne sais pas*." Eu estava confuso.
Isto é mais uma vez para me lembrar da minha mãe, e eu jurei que não seria mais um "Je ne sais pas". Ainda não tinha chegado o momento da minha última batalha com o meu veneno hereditário. Tenho a estranha sensação de que a voz do veneno é a minha voz e, neste caso, pode não ser tão poderosa como eu penso. Talvez não seja muito difícil livrar-me dele! Entretanto, vou esquecer o Hans e a minha atração por ele.
Vou encostar tranquilamente a minha cabeça delicada ao ombro do meu marido para realizar um sonho: vou viajar para Tunes, a minha cidade natal e o local do meu primeiro exílio. Pela primeira vez desde que deixei a minha cidade natal, vou regressar ao sítio que tinha mais curiosidade em visitar. Estou tão impaciente!
E o *veneno* acompanhar-me-á.

Capítulo 18 : Tunis-Em busca da minha infância

Com o meu marido, estou a partir para Tunes. O meu sonho está a tornar-se realidade. É inacreditável mas é verdade! Sei que foi lá que algo me aconteceu quando tinha quatro anos de idade. Desde então, muitos dias e anos da minha vida não têm sido o que deveriam ter sido. Esta é a razão pela qual nunca me senti bem no meu país de nascimento e agora sei. Eu amava o meu país, o seu sol e o Mar Mediterrâneo. Amava a minha família e a razão pela qual não me sentia bem era independente dela. Sei que há-de chegar o dia em que saberei. "Inchala!" (E o seu significado é "Com a ajuda de Deus", em árabe). Passámos uma semana em Tunes. A minha emoção era tão grande que não consegui dizer uma palavra à chegada. O sol era meu, e a vegetação também. Oh, lembro-me desses arbustos com flores cor-de-rosa ou brancas. Eles rodearam a minha vida durante toda a minha juventude e só agora consigo sentir o cheiro e a cor certos, como se os visse pela primeira vez. Este é um momento especial para mim. A praia era minha e já tantas vezes nadei nestas águas. Sei que a adorava, mas nunca o expressei durante muito tempo, não tinha qualquer memória dela. Sabia o caminho para lá chegar como se fosse ontem. Vivi lá e passaram quarenta e três anos e só desde que comecei a minha psicoterapia é que me faço perguntas e tudo o que tem a ver comigo parece tão importante desde o meu nascimento até agora. Visitei o edifício onde vivia uma das minhas tias mais queridas. A casa da minha avó era muito importante para mim; foi lá que nasci e lá vivi os primeiros anos da minha vida. O centro da nossa vida era este apartamento; ali nasceu também o meu *veneno*. Depois de visitar estes lugares, apanhámos um táxi e fomos para o cemitério judeu. Provavelmente estava em ótimo estado na altura em que o meu avô morreu, mas hoje está muito abandonado. No entanto, não abandonei a ideia de procurar a campa do meu avô. Encontrámo-la. O seu nome está escrito em hebraico e francês. Viveu ali, debaixo de uma campa de mármore trazida de Itália. Disse-lhe que estava a escrever um livro e que queria que o mundo soubesse porque é que ele se suicidou e porque é que eu fui para a psicoterapia. E gostaria que as pessoas compreendessem que não se tratava de uma fraqueza da sua personalidade. Há muitas pessoas por aí que podem ser muito fracas, mas não têm esta vulnerabilidade química que tu e eu temos. Esta vulnerabilidade leva as pessoas, que parecem ser fracas como nós, ao suicídio; enquanto o ser humano mais fraco não vai ficar deprimido e não se vai matar. Eu queria que o meu avô soubesse que o facto de estar ao lado da sua campa era essencial para mim, para a vida que eu queria viver. Eu queria viver com simplicidade, mas com dignidade. "Nunca te esquecerei. Avô, conheço-o desde o meu nascimento, apenas sob uma moldura. Sempre quis saber de ti", e nunca pensei que um dia estaria ao teu lado. Tirei algumas fotografias da campa do meu avô; elas atravessarão o oceano comigo. Assim que saí do cemitério, quase não conseguia respirar, e no táxi que nos levou ao hotel, tive de me sentar junto a uma janela bem aberta. Nos dias que se seguiram, fiquei deprimida, cheia de emoções. Será que vejo o meu passado através de lentes de aumento? Pensava que quase três anos de psicoterapia deveriam ser suficientes para compreender esta anomalia genética. Há períodos em que compreendo melhor; noutros, parece que estou mais confuso do que antes. Talvez este período seja simplesmente suficiente para compreender que o que aprendi até agora sobre o meu *veneno* era insuficiente. Os caminhos do *veneno* parecem ser incontáveis. A minha psicoterapia terá de continuar. Este *veneno* é muito poderoso e odeio-o, apesar de me ter dado a sensação de ter encontrado o amor e a atração. Este veneno levou-me à terrível profundidade do medo, das dores físicas e morais, uma agonia total. Não queria desistir e quero compreender este disparate. Não quero mais confusões e, entre os extremos, devo poder saber:

Amo ou não amo? Tenho medo ou não tenho medo?

Sou forte ou sou fraco?

Estou zangado ou sou uma pessoa que perdoa?

Sou feliz ou não sou feliz?

Estou a encher a minha cabeça de auto-elogios ou quero matar-me?

QUEM SOU EU?

Capítulo 19 : Regresso a casa nos Estados Unidos

Voltei para os Estados Unidos com o meu marido e a minha vida sorriu-me. Consegui o meu horário de ensino e gostei. Passei momentos muito bons e emocionantes no regresso aos meus filhos. Acordei tão bem esta manhã. Depressão, onde estiveste? Tu, que costumavas beliscar nas profundezas da noite e aparecias de manhã cedo?

Sim, depois de tanta experiência com a depressão, aprendi que os momentos mais difíceis surgem nas primeiras horas do dia. Quando consegui ultrapassar esse sofrimento sem perguntar porquê, fui recompensada pelo dia. E fui em frente!

Finalmente, o *veneno* saberá quem eu sou.

O meu filho mais velho regressa hoje à universidade. Vou ter saudades dele, mas vou estar ocupada com as coisas da minha vida. Ao revelar-lhe a minha perturbação mental há um ano, ganhei um novo amigo e, desde então, ele é ainda mais valioso para mim.

Desde que regressei de Tunes, sinto que estou mais próximo das minhas emoções e que as ouço muito melhor. Estou a caminho de ganhar esta dignidade que o meu avô não conseguiu obter. Já lá vão sessenta e três anos.

Hoje passei algum tempo a escrever cartões de Rosh Hashanah para o Ano Novo judaico. Estou a aprender a não me esforçar demasiado e isso ajuda a minha autoconfiança. Depois do almoço, senti-me um pouco pesada e com dores de cabeça. Disse a mim própria, com toda a delicadeza: "Não há fogo. Acabarás o teu trabalho mais tarde e agora é hora de dormir uma sesta sem culpa". Tive um excelente serão e uma óptima noite; quando se prepara a cama, dorme-se.

Foram precisos quarenta e oito anos e um grande médico que sabia quem eu era antes de me encontrar com o Machou da minha juventude; ele também sabia o que eu podia alcançar.

Sem Machou, não podia saber quem eu era. Queria voltar para ela desde que me desliguei quando uma nuvem se separou de nós. Como é que eu podia compreender as coisas básicas da vida numa situação destas, enquanto as pessoas sabiam o básico com toda a naturalidade? Tanto tempo perdido.... Esta é a minha realidade e o meu otimismo não me deixa chorar.

Hoje compreendo o valor e a importância de uma auto-confiança que perdi com o passar do tempo. Talvez não tenha tido a oportunidade de a experimentar; e ainda estou numa certa inconsciência! Inconsciente de como e porquê o meu *veneno* brinca com as minhas emoções e os meus pensamentos e ainda me faz sentir confuso e infeliz, Não posso ser eu próprio? Quanto tempo é que vai demorar a ser e a não ser? E o meu otimismo não me deixa chorar.

Durante a minha segunda hora de ensino, senti o meu humor a baixar, apesar de ter "dançado" esta manhã no meu carro, ao som da música.

Quando não consigo emitir um som sequer, então sei; quando volto para casa e passo a ferro e limpo, também sei; quando escrevo o meu diário ou se na minha aula cometo erros no quadro ou quando falo e não presto atenção ao que digo, também sei que são sinais de depressão.

Nessas alturas, sinto-me prejudicado, mau e magoado. E o meu otimismo não me deixa chorar.

No entanto, tenho a sensação honesta de que os horrores dos anos anteriores desapareceram para sempre, apesar de haver mais para fazer e de eu estar mais atarefado do que nunca.

A minha nova vida será sempre uma sequência de boa disposição, má disposição, boa disposição, má disposição. Quanto mais o tempo passar, mais me habituarei a isso. Fiz uma limpeza profunda, profunda na minha alma para os sentir. Só a fé foi à minha frente e eu estava pronto para aceitar o que Deus me deu na minha criação.

Havia muitas coisas boas neste pacote que Deus me deu naquele apartamento da minha avó. Foi lá que nasci e foi lá que voltei há sete meses; foi lá que recebi o pacote do meu nascimento. Não pensei que o pudesse fazer sem ver com os meus próprios olhos o lugar que tinha na minha mente durante a minha longa doença. Voltei para a varanda da minha avó para receber este embrulho que tem por vezes o cheiro de uma rosa, mas que por vezes se transforma num espinho que, desde que regressei de Tunes, me picou cada vez menos.

O meu caminho foi longo - da partida à chegada, do medo à fé - e valeu tanto a pena. Na origem, em tenra idade, quando era uma criança tão assustada, encontrei na minha alma uma pequena prisão onde encerrei esse *veneno*, *"O veneno dos meus humores"*. E eu sabia que ele estava lá, e também sabia

que tinha cometido um erro, não querendo ouvir a sua voz, a voz da depressão e da mania. O que eu não sabia era que me tinha separado da Machou. Toda a gente gostava dela porque tinha uma visão muito gratificante, rica e original. Nesta troca, perdi, e enquanto escrevo o meu manuscrito, quero chorar, mas o meu otimismo não me deixa chorar.
Hoje tenho uma reunião com pessoas de um departamento onde dou aulas e estou a planear pedir ao meu presidente um dia de folga no dia mais solene do ano judaico, o Yom Kippur - o Dia da Expiação. Esse dia, de que não gostava há alguns anos, está a tornar-se naquilo que deveria ser Tornou-se o meu dia mais sagrado do ano.
A mudança é para melhor.
Estou a preparar-me para a reunião e não é de admirar que o *veneno* me tenha seguido quando me estava a vestir. Dizia: "*Não uses este vestido, estes brincos são demasiado vistosos e que tal este cinto, de que cor é?*"
E eu compreendi! Este *veneno* está a diluir a minha confiança, como tem feito durante a maior parte da sua vida, ou seja, durante a maior parte da minha vida. Fê-lo tão bem que me tirou a consciência sem qualquer culpa, mas desde que voltei de Tunes, grande parte da minha nuvem dissipou-se. Por isso, a minha confiança está num nível mais elevado e, mesmo quando o *veneno* se intromete na minha privacidade, não pode ficar muito tempo. Está a competir com o novo eu.
Sim, conquistá-lo-ei sem culpa. Porque quero viver normalmente, dentro dos limites dos meus humores. Quero-o em memória do meu pai; poderia ter sido um bom amigo dele, mas não falávamos; cada um com os seus problemas. Para o meu avô, que nunca conheci; gostaria de me ter sentado ao seu colo há muito tempo.
O Hans regressou da Alemanha e estamos a dar o mesmo curso. Prometi a mim mesma que não o incomodaria e, como ele não aceitou o meu convite para o museu, não vou sugerir mais nada. Apesar de a minha boa disposição ser óptima hoje, podia decidir! Isto valeu um elogio que fiz a mim próprio. Apesar de não ser digno de menção para a maioria das pessoas, é algo de que necessito definitivamente para mim.
Encontrámo-nos no corredor, entre duas aulas, e ele perguntou-me se eu queria ir almoçar com ele. Claro que aceitei, e ambos estávamos bem-dispostos. A minha disposição tornou-se ainda mais elevada e, à tarde, perdi duas horas da minha vida na minha poltrona com o *veneno*. Isto foi horrível; estava escuro a meio do dia porque... .
Fomos almoçar; foi muito agradável e esqueci-me do *veneno* e do seu efeito sobre mim. A comida era boa e a companhia ainda mais. Decidimos que voltaremos a fazê-lo.
E voltámos a fazê-lo! Achei que a nossa comunicação era óptima e ambos apreciámos isso. A certa altura, fartei-me de falar e, enquanto comíamos a sobremesa, consegui pegar na mão do Hans, que me acompanhou de mão dada. Como duas mãos de Rodin, o escultor, e com os meus sentimentos a aumentar, este foi para mim um grande momento. Para ele talvez tenha sido o mesmo. Apercebi-me que estava a jogar com os meus limites e que, há anos ou semanas atrás, não teria conseguido! Terá sido a minha hippomania, a minha psicoterapia e a minha nova confiança, ou as três coisas?
Com estes novos e excitantes estados de espírito, não havia lugar para o meu marido. Não o deixava participar nos meus sentimentos e nos novos prazeres da minha vida. Enquanto hipomaníaca, não tentava pensar nisso, estava simplesmente a vivê-lo.
Isso não era importante, apenas a minha recompensa emocional era importante:
Eu era definitivamente maníaco por amor.

Capítulo 20 : Encontrei Machou pela primeira vez em Quarenta e seis anos

O Hans e eu encontrámo-nos na semana seguinte; estávamos a falar de um dos meus filhos, o que ainda vivia em casa, quando ele interrompeu para dizer que o meu filho devia ter charme. Eu devo ter interpretado isso como se a mãe dele também fosse encantadora. Comecei a perceber que, por baixo da nuvem, devia haver outra surpresa agradável que eu não conhecia antes do meu quinquagésimo aniversário.

Foi então que recebi outro presente e era "charme"; queria usá-lo. Devia estar coberto de camadas de raiva, camadas de emoções negativas numa alma suja de pó. Hans também me disse há uma semana: "És uma bela mulher", e eu penso que hoje a raiva em mim foi substituída por um encanto desconhecido para mim. Obrigada, meu Deus, para sempre. Estas duas últimas semanas mudaram-me para melhor; isto é um milagre de Deus, e isto é uma grande conquista minha.

No entanto, estou a ter um contratempo. Não me sinto muito bem e, depois da minha última descoberta, não me devia surpreender. Este sempre foi o meu caminho. Este foi o caminho para o quarto escuro, o caminho das dores e o caminho da doença, e vai demorar algum tempo até que eu percorra o caminho de volta desse quarto. Regressei sempre do inferno.

Os talentos que encontrei tão profundamente nos meus "Perdidos e Achados" incluíam a minha música, o meu amor pela escrita, o meu amor pelo amor e este encanto que não sei bem como explicar. Pensei que tinha sido muito recompensado; tenho muita sorte em ter encontrado esses tesouros. Tesouros que são de facto.

Mas também nos meus "Perdidos e Achados", acabei de encontrar outra coisa que também estava coberta de pó e da qual tinha ouvido falar há onze anos.

Aconteceu em Israel, durante umas férias, e eu precisava de consultar um psiquiatra com urgência. Encontrei um nas páginas amarelas, apanhei o autocarro e fui ao seu consultório. A minha família ficou espantada com a forma como me desenrasquei, doente até à borda e num país que já não me era muito familiar. Após os primeiros minutos, conheci o psiquiatra e, enquanto falava com ele, tirou uma faca da gaveta. Disse-me: "Podes atirá-la a ti próprio ou a outra pessoa!" Depois, não compreendi o valor psicológico desse encontro com este grande médico de Haifa, em Israel, e ele não parecia acreditar muito no valor da medicina. Eu não sabia que me estava a matar, mas ele sabia! E explicou-o muito claramente. Sei que não poderia ter conhecido esta maldição mais cedo do que agora.

Parece que não estou contente comigo próprio, nem orgulhoso de mim próprio! Estarei a tentar espetar-me uma faca na minha alma? Continuo a pensar que valho menos do que qualquer outra pessoa? Será que vou continuar a viver o resto da minha vida com um potencial inferior ao que realmente tenho? Estou a tornar-me o meu pior inimigo, um inimigo que reside dentro de mim.

Tudo tinha uma ordem na desordem da minha alma, e tudo estava a sair numa certa ordem. Não podia ter sabido matar-me - o meu hara-kiri - antes de conhecer todos os tesouros enterrados dentro de mim. Estes foram-se embora de mim há muito tempo e saíram primeiro com a psicoterapia. O meu hara-kiri ficou lá dentro.

Rasguei um grande pedaço de nuvem depois de ter pedido ao Hans para me beijar. Esta é a verdade de como a psicoterapia funcionou para mim. Quanto mais o meu humor piorava, mais eu ia para o quarto escuro. Lá, rasguei um pedaço de nuvem e tornei-me cada vez mais consciente: para cima, para baixo, para cima, para baixo; esta é a minha sinfonia ainda inacabada. Assim que saí de Hans, fui para o meu carro, não me sentindo muito bem. Sentia que o ataque estava a chegar, a minha cabeça a ficar opaca, o meu pensamento atrás da nuvem e o meu *veneno* a chegar, "*a petit pas*" (com pequenos passos). Não havia maneira de parar aqueles sentimentos errados sem passar pela minha alma e encontrar o meu *veneno* para uma nova luta.

Nessas horas, tive momentos de dor extrema. Tive também momentos de alegria, risos, piadas e até um momento de exibição. Os momentos difíceis mantiveram-se difíceis até desaparecerem e, depois, a minha esperança voltou sempre. É duro, mas é a minha vida e quando as dores passam, é como se nunca tivessem existido. Noutras alturas, sentia-me como se nunca fossem desaparecer. O tempo dos meus estados de espírito tem o seu próprio currículo.

Não quero continuar a partir-me em pedaços e a ser tão duro comigo próprio. Sou apenas de carne e

osso e tenho o direito de dizer "desculpa".
Deus, há sempre momentos em que me sinto tão bem e tudo me corre tão bem. Depois, há outros momentos em que me sinto possuído; torno-me uma pessoa diferente. Mas se eu não me tornar essa pessoa diferente, então não sou essa pessoa para quem a vida é uma maravilha. Isto acontece quando encontro o Hans, ou quando me sinto tão bem na minha sala de aula, ou quando os meus filhos chamam a mãe em qualquer altura, em qualquer lugar, em qualquer sítio. Acontece quando olho para o céu, ou se estou convosco nas minhas orações; meu Deus, devo ser eu.
Não há nada como "*Eine Kleine Nacht Musik*" de Mozart para me lembrar da altura em que conheci o meu marido, os seus amigos e a sua família. Foi o meu encontro com um mundo mais culto do que o meu. Pensei então que esse mundo era melhor do que o meu, melhor do que os meus antepassados. A minha família era mais primitiva, sem cultura, mas muito talentosa e rica em emoções. Quando decidi mudar para um mundo diferente, escolhi perder. Hoje regresso com o reencontro dos dois mundos: a empatia e o amor da minha família, com a família do meu marido que me deu a oportunidade de descobrir o que é a cultura. Estes dois maravilhosos caminhos diferentes levar-me-ão a uma vida mais rica, o que sempre desejei.
O meu trabalho considerável começou a dar os seus frutos, mas continuarei a ser sempre humilde e espantado com essas mudanças.
Em fevereiro de 1993, quando estava pronto para isso, voltei a ser uma nova pessoa, uma pessoa que não conhecia, uma pessoa que aprendeu a cobrir um caso de pequena depressão de uma forma invulgar mas inteligente. Disse as minhas palavras sobre as palavras do *veneno*, muitas vezes falando alto. Deus enviou-me uma receita secreta selada com o Seu amor por mim. Permite-me enviar o *veneno* de volta para o mais íntimo de mim, onde ele tem um pequeno lugar próprio, lá nos meus genes, e durante este tempo levo as minhas emoções com um humor que nunca soube que tinha. Falo com a minha voz, a voz da minha inteligência, a voz da minha lógica, e esta voz mantém-se acima da voz do meu *veneno*, não posso acreditar. Se, por engano, eu parasse de falar e me esquecesse de mim, o *veneno* não se esqueceria de mim.
O humor e a disposição parecem andar juntos, com estes dois novos compostos estou a exprimir-me. O humor está a tornar-se para mim um anti-stress e é totalmente novo para mim. É uma forma não emocional e relaxante de dizer algo e não mostrar que estou deprimido. A outra forma é a forma deprimida em que vivi e que sempre detestei porque me deixava de mau humor e me dava uma auto-confiança instável. E uma vez neste círculo vicioso, a minha coragem e vontade, o meu desejo de viver, o meu amor pelas cores da minha vida e o meu humor novinho em folha já não valem nada. Ficaram imobilizados durante um período de tempo indefinido, e para mim foi um período de tempo infinito.
Não acredito que consigo ultrapassar esta parte do meu humor que me causou problemas, mas quando deixo de brincar demasiado cedo, o meu mau humor avisa-me logo. Quando brinco, sinto-me um pouco mais como toda a gente e toda a gente gosta disso. Esta capacidade de brincar surgiu como um disfarce para o mau humor; é uma das muitas defesas humanas.
Esta noite, senti-me tão cansada; escrevi pouco, li ainda menos e, como não consegui ler muito, pedi desculpa ao meu *veneno*. Caso contrário, ter-me-ia dado uma injeção de culpa. Agora, depois de mais de cinquenta anos sem saber o que se passava comigo e sem conseguir identificar o *veneno*, conheço-o e sei o que ele quer de mim.
Ainda assim, por vezes, quando deixo um pensamento passar sem ser processado, só porque estou desiludido ou zangado ou deprimido, o resultado para mim é confusão - uma confusão que, normalmente, surge no espaço de vinte e quatro horas. Familiarizei-me com os sintomas, mas ainda não posso dizer muito sobre a doença - o que eu quero é livrar-me dela. Não sei como é que o meu médico não fala de nenhum diagnóstico específico.
Quando me sinto confuso, sei que o *veneno* está na vizinhança e, se estou a fazer uma pergunta a mim próprio, posso ter a certeza de que nunca encontrarei uma resposta nesse labirinto. E antes de melhorar, vai piorar.
E foi o que me aconteceu hoje, quando esperava um bilhete do Hans na minha caixa de correio. Tinha-lhe levado uma óptima sopa caseira, mas não o encontrava no campus.

Comecei a ficar zangado, a paciência não era uma das minhas qualidades e reagi.
Enquanto esperava por ele, comecei a fazer-me uma pergunta: "Há alguma coisa entre nós? Ele está interessado em mim?" Porque é que as coisas não avançam entre mim e ele? E não encontro resposta em lado nenhum dentro de mim. Isso incomodava-me.
O tempo trará uma melhor saúde mental; então uma resposta poderá ser encontrada - é um exercício da minha mente, levará tempo e eu já passei por tanto. Peço para fazer qualquer pergunta e obter respostas que não chamem o *veneno* que está à procura de uma oportunidade para ter uma disputa comigo.
Acho que tenho mais para aprender ou talvez esteja a faltar alguma coisa no meu sistema? O futuro não me vai entristecer, e já percorri a maior parte do caminho.
Nunca pude agradecer o suficiente ao meu Deus. Só Ele conhecia a minha luta, e agora vejo a outra pessoa em mim. Deus estava sempre ao meu lado e eu sentia-o em todo o lado, onde quer que estivesse. De outra forma, como poderia explicar o facto de ter passado anos e anos no inacreditável, no incrível, rodeada pelo desconhecido, quando o meu único trunfo era a minha nuvem, uma nuvem suficientemente espessa para me impedir de ser eu própria, a pessoa que estava destinada a ser.
Recebi certas qualidades do meu pai; estas nunca estiveram por detrás da nuvem. Ele foi sempre a coragem e a vontade "por excelência". Decidi que são essas qualidades que me vão afastar da doença mental.
Estou a lutar contra o *veneno*, tal como Jacob (neto do nosso pai Abraão) lutou contra o anjo de Deus, e como ele conseguiu, eu também vou conseguir. Lembro-me que o meu pai tinha muito orgulho no Machou. No meu subconsciente, eu queria ser Machou como nos bons velhos tempos. Para a alcançar, atravessei um túnel. A este túnel chamo o "renascimento de mim, de Machou", e já o percorri durante doze anos.
O tempo vai passando, os aniversários vão chegando e o meu é daqui a quatro dias, ainda não tenho cinquenta e dois anos e ainda não sou saudável; mas há qualquer coisa no ar, um otimismo meu, que me diz que estou a aproximar-me do que sempre quis.
Fui ter com o Hans; ele mudou-se para um novo escritório e eu levei-lhe uma planta para ele amar e regar. Ele ficou muito contente e disse-me que eu era a única pessoa com tal iniciativa, e eu respondi-lhe que nunca me faltavam ideias. A minha ideia seguinte foi um almoço que tinha preparado em casa, para mim e para ele: uma receita francesa que estávamos impacientes por experimentar, e ambos achámos a salada tão deliciosa; os nossos estados de espírito eram os mesmos. O meu marido não sabia da salada, nem sabia do Hans...
Mas as coisas começaram a ficar feias só porque eu queria fazer-lhe um rastreio para saber um pouco mais sobre ele e sobre o que se escondia dentro dele. Evidentemente, ele não tinha planos para partilhar isso comigo. Já me perguntou uma vez: "Porque é que achas que tem de ser sempre à tua maneira?" Depois disse que eu não podia ficar muito tempo no gabinete dele, porque alguns dos seus alunos vinham pedir ajuda; o exame final estava quase a chegar. Fiquei furiosa e comecei a gritar com ele, porque lhe tinha trazido um almoço tão bom; passámos um bom bocado juntos e ele mandou-me embora quando eu quis ficar mais tempo com ele. Não sabia o que ele pensava sobre um caso comigo e era isso que eu queria investigar. Não estava perturbada com o meu próprio comportamento e tinha a certeza de que estava certa; mas talvez estivesse tudo na minha cabeça?
Saí do gabinete dele muito aborrecida e, a caminho de casa, tentei justificar a minha raiva, mas quando cheguei a casa compreendi. Outro pedaço importante de nuvem se rasgou depois que entrei no meu quarto negro por um tempo. Mais uma vez, o Hans foi o despoletador de um dos passos da minha psicoterapia; a sua ajuda foi enorme. Senti claramente que uma nuvem se derretia à minha frente, Machou vinha na minha direção. Belisquei-me para sentir melhor esta realidade!
Devo chamar-me Machou? Ou talvez eu já fosse o Machou da minha juventude; aquele que eu desejava ser. Comecei a sentir-me deprimido, e sabia a razão; este acontecimento era demasiado emocional para mim. Talvez esta depressão que eu sentia fosse a depressão de Machou quando ela tinha quatro anos de idade. A continuação do meu livro vai contar, e a minha história é verdadeira. Para mim, é a minha história e a minha história como uma só.
A minha nuvem foi-se construindo com o tempo, influenciando os meus olhos, os meus ouvidos, os

meus outros sentidos e a minha alma, até que deixei de saber se amava ou não amava, se era amado ou não era amado. Será a ironia da minha vida? Juro que hoje vou libertar-me da raiva porque quero ser livre para amar tanto no meu mau humor como no meu bom humor.
Machou sempre teve princípios. E eu vou trabalhar como ela; vou trabalhar com os seus padrões, da forma correta, no caminho honesto.
Machou! Tenho de te falar deste grande homem que permitiu que tantas coisas acontecessem a mim e a ti. Foi a primeira pessoa a dizer-me que eu era uma charmeuse ("encantadora" em francês); fez-me ver que me matava constantemente; tinha-o feito durante toda a minha vida desde que tive de me separar de ti, mas porquê? Era a última coisa que tinha de aprender antes de te conhecer; queria estar limpa para ti. Não ia poluir-te com uma raiva genética. Eu sei tudo o que há em ti Machou! E tenho o direito de o usar. Lembras-te que gostávamos de cantar e tínhamos algumas canções especiais, a seguinte é uma das que me lembro, ainda sei a letra e a melodia?
Colchiques colchiques
Colchões nos cais
Fleurissent fleurissent
C'est la fin de l'ete
Este dia é especial. Faz-me sentir tão bem rir. Faz-me sentir tão triste por chorar com lágrimas verdadeiras.
Machou, não sabes? Eu sei ser um palhaço. Tive de o aprender porque ajudava o meu humor quando decidia descer uma colina. Lembras-te de como gostavas de ir ao circo? Íamos com o pai, e o palhaço era a nossa diversão preferida. Não tínhamos uma boa razão para isso?
Não sabia que estava a tricotar uma nuvem à frente dos meus olhos. Com bom ou mau tempo, sol ou chuva, nublado ou não, a minha nuvem acumulou-se à minha frente. Acho que à noite também.
A minha nuvem era transparente, o que tornava mais difícil saber da sua existência. A minha nuvem era opaca. Nada podia passar despercebido.
Machou! Para te conhecer, atravessei um túnel de trevas, um inferno sem garantias, apenas com a minha vontade tão forte como a minha fé e com um médico maravilhoso, maravilhoso. Nós os quatro viemos à tua procura.
Esta psicoterapia explicou-me finalmente que eu não conhecia os meus limites e que parece que os humores tendem a esticar-se em diferentes direcções. Também compreendi que, sem conhecer Machou, teria perdido uma vértebra em mim. Mas, sobretudo, a psicoterapia devolveu-me os meus estados de espírito, as emoções ao meu sistema, onde agora nada é demais e também nada falta.
Os meus verdadeiros estados de espírito, aqueles que não tive durante quarenta e seis anos, podem, por vezes, ser uma dor, mesmo hoje. Consegui durante este longo período, mas apenas consegui. Não consegui desabrochar. Nunca fui eu próprio, exceto nos primeiros quatro anos da minha vida.
As minhas interpretações estavam na origem do meu problema, pelo menos em parte. Conheço agora duas estradas. Não as conhecia antes, uma à minha direita, a que me recusava a conhecer, e a estrada à esquerda, que fiquei tão surpreendido por não conhecer. Nesta estrada da esquerda eu danço, canto e amo. As duas estradas encontram-se frequentemente agora, uma diz: "Não é demasiado cedo", e a outra responde: "Não é demasiado tarde".
Não, alguns dias não são tão fáceis como outros, e sofro mais do que o habitual. Mas a minha alma sabe que vai passar porque eu não a vou desiludir. O meu humor vai melhorar, e o céu será mais azul. O canto do rouxinol será mais melodioso. Mozart será mais engenhoso do que no dia anterior; e as minhas roupas serão mais elegantes, mais coloridas do que nunca. O que é que há para fazer? Deus criou-me assim. Ele quis-me tal como sou.
Quando o meu ânimo se abater, a ajuda de que preciso virá do meu Deus, e quando levantar os olhos para Ti, com a minha fé em Ti e a minha nova compreensão em mim. E isso é suficiente! Sou tão jovem em tantos aspectos. Todas estas coisas são tão novas para mim. O meu Deus deu-me uma memória incrível. Isto é bom em qualquer altura para qualquer pessoa, mas quão bom é para mim quando não tenho de hesitar ou estar ansioso? Eu tenho a resposta. Quando surge um problema, não hesito nunca. A solução está a caminho, para minha satisfação, na maioria das vezes. Sabes quantas lutas poupo com o veneno e quanta boa disposição posso ganhar? Será que a minha confiança em

mim me vai salvar? Espero que sim! Mas não tenho tanta certeza, pois a auto-confiança move-se como as areias movediças com o humor. Onde está a solução? Posso manter uma confiança estável? Parece que Deus me deu à nascença tudo o que eu precisava para controlar os meus humores, mas eu não o sabia; pode um bebé controlar os seus humores? Um conceito ridículo!!!
Os meus humores, tão jovens, desenharam o seu próprio desenho na minha alma subdesenvolvida e começaram a devastar. Não, eu não matei e não roubei. Tinha medo de mim e dos meus humores quando as outras crianças cuidavam dos humores das suas bonecas. Apesar do meu sofrimento, sempre disse "sim" à vida, mesmo que a vida não fosse gentil comigo e me fizesse sentir um inferno muitas vezes. Ainda assim, a vida começou a brilhar sobre mim.
O que é que eu aprendi quando andei no vale da morte? Aprendi que as emoções vivem numa escala, e a minha escala é bastante extrema. Isto fez de mim uma pessoa diferente e não passou despercebido. Isso tornou a minha vida mais difícil, mas e se eu conseguisse lidar com isso? O que são as pessoas sem as suas emoções, e o que teria eu sido sem as minhas emoções e o meu amor pelo amor? Durante os primeiros cinquenta anos da minha vida, não conheci nem uma nem outra na sua escala correta. Meu Deus, Tu, que conheces o caminho, mostra-mo sempre. Mostra-me o caminho onde não possa matar o meu espírito como eu fiz, porque, meu Deus, fi-lo muitas vezes na minha vida. É porque eu não sabia! E porque não Te conhecia!
Não estava ligada à minha alma nem a minha alma a mim, tinha demasiados medos!

Capítulo 21 : após quatro anos de psicoterapia

Passaram quase quatro anos desde que comecei o que parecia ser a minha última esperança, a minha psicoterapia. Até então, nada ajudava realmente a longo prazo. Os meus diferentes médicos nunca sugeriram a terapia de choque, apesar de ser um tratamento bastante frequente e útil nestes dias de tecnologia moderna e brutal. Davam-me apenas comprimidos e, quando um antidepressivo não funcionava, o médico mudava-me para outro antidepressivo. Finalmente, um dos meus médicos receitou-me um medicamento revolucionário dos anos setenta, o lítio, que me ajudou milagrosamente, mas apenas durante algum tempo. Tudo isto estava a acontecer antes da minha psicoterapia.

A única mudança que poderia esperar viria da minha psicoterapia mas, nessa altura, a minha doença não era clara para mim, tão pouco clara que, no auge da minha mania, não conseguia reconhecer que estava a correr para diferentes médicos conhecidos e sempre com um belo "*ramo*" de flores. Esperava ouvir que estava saudável e ouvi: "*Está maníaca*".

Tanto quanto eu sabia, era totalmente saudável e talvez os meus médicos não acreditassem na minha capacidade de compreender alguns dos complexos processos do cérebro; não me levaram a sério quando lhes disse que era perfeitamente saudável. Há alguns anos, um psiquiatra prometeu-me que eu estaria bem em seis meses, mas ao fim de seis anos a minha situação era mais desesperada; não precisava de pedir desculpa.

Para mim, esta doença foi complicada de compreender e de saber se estou saudável ou doente. É como se esta doença jogasse o jogo "Quem é mais esperto?" comigo.

É uma doença estranha. Fui atacado por uma massa de dor, e precisava de contra-atacar, mas os medicamentos não eram suficientemente potentes. O tempo parecia interminável e era interminável; dependia de muitos factores, uma depressão tem o seu próprio currículo.

Não acredito que o Prozac ou qualquer outro medicamento possa pôr um sorriso no rosto de forma permanente.

Bem, se estou a gostar tanto de escrever sobre a minha vida invulgar, é porque há pouco mais de três anos descobri em mim esta joia chamada "escrever". Nunca tinha escrito nada, exceto algumas cartas. Parece que não precisei de nenhum Prozac para ficar com vontade de escrever. E as minhas alegrias não vieram da medicina.

Estou sentada a um metro da minha mãe e ela está a preparar uma sopa para todos os seus filhos; vamos comê-la em breve. Mas, emocionalmente, todos nós estamos muito longe dela. A culpa não é nossa e talvez também não seja culpa dela. É isto que uma perturbação do humor pode fazer às emoções de uma pessoa; pode também causar inúmeros danos ao ambiente próximo, à família e aos amigos. Estou à espera da sopa. A minha mãe sempre foi uma excelente cozinheira, exceto numa coisa: nunca gostou de temperar a comida, e nós queixávamo-nos sempre da falta de sal e pimenta. Eu só conseguia explicar isso a mim própria: ela nunca encontrou muito sabor na sua vida.

Com o tempo, não melhorou o tempero da comida que cozinhava, e a sopa de hoje reflectirá provavelmente o gosto pela vida que lhe ia na alma; compreendo-o tão bem.

Deus, porque criaste pessoas deste género? Esta doença mistura tudo, o que se pensa, o que se vê, o que se ouve e o que se diz. Não podia acreditar que estava enganado; esses sentimentos provocaram-me as dores mais duras à escala humana, e as picadas mais duras foram sentidas de forma aguda na minha alma preciosa. Deus, sem escolha própria, estas pessoas são julgadas a cada minuto das suas vidas, matando os seus espíritos a cada segundo da sua vida. A sua vida está na mão de um *veneno* malicioso e eles não o conseguem compreender. No final desta vida santa que Tu graciosamente lhe deste, a minha mãe já não tem dignidade. Perdeu toda a auto-confiança e não sabe distinguir a direita da esquerda. Isto não é justo, meu Deus.

É o diferente, o invulgar ou o original, Deus, que nos quiseste mostrar? A vida destas pessoas é um pesadelo a maior parte do tempo. Olha o que criaste na minha mãe, uma nuvem tão espessa que ela já não tem emoções para os filhos! Ela misturou amor e raiva há muito tempo e não consegue amar os seus próprios filhos. Do seu ventre, eles saíram, mas ela tornou-lhes a vida tão difícil que eles não conseguem encontrar uma solução para ela e para eles próprios!

Mas quando escrevo estas linhas, escrevo-as também para Te agradecer, Deus. Ajudaste-me a encontrar a minha consciência e as minhas emoções a uma escala quase normal e, com elas, pude encontrar-me a mim próprio. A minha raiva e outras emoções estavam escondidas atrás da minha nuvem, e em breve saberei porquê. Deus, vou ter de aprender a não usar esta emoção assustadora - a raiva - contra o meu marido, os meus filhos, os meus amigos, a minha mãe e o mundo em que vivo. A minha raiva irá para Ti, o Deus que eu amo, embora sem Ti eu não tivesse conseguido e ainda não tenha terminado. Lembrar-me-ei sempre que a minha mãe não conseguiu criar-me; a minha alma sofrerá sempre por ela.

Deus, tens estado comigo desde que te descobri em mim e tenho sentido a tua presença, especialmente quando as minhas dores eram insuportáveis. Nunca usarei as emoções erradas contra mim e contra os outros. Esta é a minha promessa!

Tenho tendência para pensar que a natureza humana pode fazer, e quer fazer, quase tudo para sobreviver. A vida é aquilo a que mais nos apegamos. Não somos responsáveis pelo nosso nascimento. Não o pedimos, mas devemos sentir-nos responsáveis pela vida que queremos viver, mesmo que o caminho seja tão espinhoso como o meu tem sido.

Ainda estou de férias em Israel, costumava ir visitar a minha família quando a minha saúde nunca foi um fator de cancelamento de uma viagem. Fui com as minhas irmãs, a minha cunhada e uma das minhas sobrinhas a Telavive, a grande cidade no centro do país. Dividimo-nos em grupos e diverti-me imenso com a minha sobrinha na feira da ladra. Ambas adoramos chapéus malucos e jóias invulgares. Ao meio-dia, encontrámo-nos todos para almoçar e, enquanto comíamos, a minha família começou uma discussão sobre mim e sobre o porquê de eu não vir estabelecer-me em Israel. Este era realmente um assunto quente para mim, especialmente naquele dia quente. Respondi à pergunta e também eu fiquei com calor. A certa altura, a discussão desvaneceu-se, mas fiquei com a sensação de que a minha família estava zangada comigo. Já não tinha a certeza, mas na minha cabeça, a minha cunhada estava certamente zangada comigo porque eu tinha um ponto de discórdia com ela.

Lá estávamos nós a caminho de casa e, quando chegámos ao nosso destino, já não me sentia bem. Na minha cabeça, uma voz dizia-me: "A tua cunhada está zangada contigo", e os meus sentimentos não melhoravam. Os meus pensamentos estão assim tão confusos? A raiva é minha? Na verdade, o meu humor estava a cair e eu sabia que ia descobrir algo muito importante, e lembro-me do quarto preto. Este quarto está aqui comigo mesmo quando estou de férias em Israel; o *veneno* participa também nas celebrações e discussões familiares. A minha família ia ensinar-me algumas coisas que serão muito valiosas para a compreensão da minha doença. A discussão que tivemos durante o almoço e no dia seguinte foi o motivo. Raiva, raiva, não consigo livrar-me de ti!

Vamos de novo à praia, desta vez ao pôr do sol, as inseparáveis irmãs e irmão e filhos, demasiados para contar. A essa hora do dia, sentimos uma brisa leve e suave na praia de Dor, no norte de Israel. Ouvimos as ondas contra as rochas gigantes de cada lado. O meu humor estava provavelmente em baixo e eis que vejo a minha cunhada sentada ao nosso lado, a sua cara parece-me zangada, e logo na minha mente, "Eu sei que ela está zangada comigo", mas eu queria ter a certeza de que ela estava tão zangada como parecia. Ela estava a falar com a irmã sobre a viagem a França que ela e o meu irmão fariam dois dias depois.

Como me considerava conhecedor de algumas das atracções que podiam visitar em Paris, tomei a iniciativa de lhes dar informações.

Na praia, estamos a apreciar o pôr do sol no mar. Que vista! Enquanto conversava com a minha cunhada, apercebi-me que ela não estava nada zangada comigo; foi uma conversa agradável sobre museus e monumentos em Paris. Suponho que este tipo de conversa poderia ter melhorado o meu humor. Será que imaginei a raiva dela na minha cabeça? Mas e o que é que eu vi com os meus próprios olhos? Sei que tenho uma boa visão; o rosto dela parecia zangado há uns minutos atrás, mas agora está amável, sorridente e interessada na nossa conversa mútua. Os meus olhos e os meus ouvidos devem ter-me enganado mais uma vez. No dia seguinte, aconteceu-me algo muito semelhante. Mas desta vez foi com uma das minhas irmãs de quem gosto muito. Ela passou por mim, não olhou para mim e parecia zangada.

Comecei a ficar muito preocupada. Disse a mim própria que provavelmente estava muito doente. E não me lembrava que estes incidentes me tinham acontecido antes.

Em breve estarei de volta aos Estados Unidos; preciso de ver o meu médico e preciso de saber quando, onde e porquê. Estou convencido de que a resposta virá porque me lembro a cada minuto da minha vida doente que aceitei passar por um sofrimento para alcançar a sanidade - pela minha família, pela minha mãe e pelo meu avô - e porque já perdi demasiados anos de uma vida saudável; demasiados anos desperdiçados. Eu não ia desistir. Queria compreender e queria ser saudável desta maldição.
Estou ao lado da minha mãe e apercebo-me, pela primeira vez, que ela está a voltar à infância. Ela cai frequentemente e tem alguns problemas de incontinência. Hoje vejo-a pela primeira vez como ela realmente é, como nunca a vi antes. Tem uma nuvem a envolver-lhe a alma, que provavelmente já lá está há muitos, muitos anos. Eu poderia ter sido como ela, mas estou a lutar muito para não ser como ela. Sim, eu também tinha uma nuvem, mas não me sentia bem com ela; a minha mãe aceitava-a silenciosamente.
De facto, investi uma quantidade incrível de energia, vontade e coragem na minha recuperação e compreendo o *veneno* que existe em nós os dois. Para mim, isto é um sucesso.
O rosto da minha mãe não consegue esconder o mau humor proveniente do exagero da raiva e das outras armadilhas do *veneno*; acompanhava-a para todo o lado. Durante a minha estadia em Israel, não lhe ouvi um "bom dia" ou uma "boa noite", e ela afirma que a depressão não é muito grave se tivermos crianças simpáticas à nossa volta. Sentia-se bem sobretudo quando a responsabilidade não estava à sua volta. A última vez que a vi, há três anos, parte das minhas emoções ainda estava para além das minhas nuvens. Não admira que eu não conseguisse ver nada para além da minha própria nuvem. A diferença que o tempo fez, devido à minha nova consciência, é agora impressionante.
Esta nuvem escondia a minha consciência, mas protegia-me de emoções que poderiam ter sido violentas e, a seguir, de uma depressão. Os meus humores eram a minha fraqueza. Mas esta proteção da nuvem impediu-me de ver os problemas mentais da minha mãe. Isto é agora claro, eu conheço a minha mãe; a minha emoção em relação a ela costumava ser de pena sem saber porquê - talvez ela não fingisse as suas dores - hoje vejo que há mais do que isso e ela é a minha mãe há quarenta e nove anos. Para mim, esta relação tem duas semanas, é tudo novo em folha, e pergunto-me onde estive durante todos estes anos. Sem dúvida, ocupada com uma doença decorada com uma nuvem. Hoje vejo a minha mãe tal como ela é, com uma doença terrível que nunca compreendeu. Estragou-lhe a vida e agora vou sentir por ela uma profunda pena e empatia. Ninguém quer um tal destino para a sua mãe.
Não aprendi muito com a minha mãe, exceto a costurar, a tricotar e a cozinhar; ela não tinha a capacidade de me dar um interesse pela vida. Ela própria não o tinha, mas tinha uma boa razão para isso, como um baixo nível de inteligência e uma mãe muito primitiva. Durante as férias que tirei este ano em Israel, ela ensinou-me a lição mais importante de todas: se eu continuar com a minha raiva biológica, terei, como ela, a forma da raiva. Desta vez, ela explicou-me tudo sem uma palavra e eu compreendi a sua linguagem pela primeira vez. Compreendi que, quando está zangada, diz o que não deve dizer, algo que me ajudará no meu próprio comportamento, que estou a controlar no dia a dia. O meu objetivo é libertar-me dos extremos.
Esses extremos estragaram a minha vida quando eu tinha quatro anos, e este livro que estou a escrever conta a história de um *veneno* estranho e poderoso. É uma história verdadeira do meu verdadeiro e real *veneno* que pode destruir uma vida sem ruído e que o fez na minha família. Durante muito tempo, este *veneno* foi o meu mestre; recentemente, tornou-se meu escravo, e eu quero que o mundo saiba disso. Esta é a história de três gerações, o poder da medicina e da psicoterapia. E a minha história continua e desejo que as pessoas compreendam plenamente a recuperação desta doença tão feia.
A psiquiatria ajudou-me a olhar para dentro da minha alma, que antes estava demasiado poluída. Mostrou-me que, tal como as outras pessoas, tenho um interior de que não me envergonho e, tal como as outras pessoas, tenho as minhas fraquezas. Sou mais vulnerável do que os outros devido à minha doença genética, mas noutras áreas sou mais forte do que os outros; acredito que, considerando tudo, somos todos iguais.

Capítulo 22 : **A minha alma através do meu olho esquerdo - o que é que eu vejo?**

Hoje é 11 de setembro de 1993. Regressei de Israel há alguns dias e, neste momento, o meu olho esquerdo vê uma imagem estranha à sua frente: pequenos fios negros, toneladas deles movendo-se à velocidade da luz. É talvez uma nova expressão do *veneno.*

Daqui a dois dias, celebramos o nosso feriado Rosh Hashanah, o Ano Novo judaico, em minha casa. Os amigos vão estar connosco. Terei dois convidados, jovens adultos judeus da Argentina. O meu objetivo ao convidá-los foi sentir que trago em mim carinho e compaixão, apesar do *veneno* que tenta provar o contrário.

Uns dias mais tarde, chega o Yom Kippur, o Dia da Expiação. Iremos à sinagoga e, pela primeira vez na minha vida, usarei um vestido preto. Quero dizer adeus ao medo do preto, ao medo dos meus humores. Se um vestido preto não for suficiente, então terei de procurar algo mais eficaz. Mas uma coisa é certa: vou adormecer tranquilamente com os meus humores. Hoje descobri que estou a ouvir-me melhor do que antes, estou a ouvir os meus estados de espírito melhor do que antes, uma sensação que não teria captado há alguns dias e muito menos há anos. Terá sido o meu vestido preto a enviar-me a mensagem? E que tipo de mensagem poderia ser? A minha mãe nunca aceitou usar preto; era a sua regra, era o seu medo. Provavelmente compreendi isso muito cedo, quando a observava.

Chegou o Yom Kippur. Acordei de manhã, a pensar nos fios pretos à volta do meu olho esquerdo, que percebo e contemplo e penso que deve ter um significado.

Ontem escrevi uma carta ao meu querido médico, e dizia: "Pergunto-me o que me terá feito, mas a minha mente está tão clara hoje. Sei que os psiquiatras não sabem grande coisa, mas por acaso sabe porque é que hoje me sinto tão orgulhosa?

Terei de ir à escola durante mais tempo, mas as escolas normais não davam resposta, eu apenas aprendia a resolver equações. Não, nada supera a psicoterapia, onde o meu professor cuida de mim e conhece as minhas vontades. Juntos venceremos! Vou aprender a escrever cartas e ele vai ter mais experiência com o seu paciente depressivo, uma pessoa especial, dizia ele. Ele sabia que eu era uma deprimida, mas ainda não via em mim uma mulher hipomaníaca.

Quando enviei a carta ao meu médico, senti-me muito confiante. Desta vez, sabia que não ia ficar doente. A minha auto-confiança tinha aumentado desde a primeira carta que escrevi a um homem, declarando-lhe o meu amor, graças à extinção do meu *veneno*. O tempo faz uma grande diferença, já se perdeu demasiado tempo.

Toda a gente tem uma fraqueza, dizia o meu médico. Ele ensinou-me também que uma fraqueza é um jardim privado; parece tão normal. O meu filho falou-me disso há um ano, enquanto eu o levava à catequese: "Ninguém fala dos seus próprios traços negativos". Compreendo que, se tivermos uma auto-confiança elevada, as coisas correm bem, mas se a nossa auto-confiança for baixa, isso atinge a nossa fraqueza e, consequentemente, a nossa privacidade também.

Mas o que é o autocontrolo? E estou a aprender que o autocontrolo é a capacidade de dizer o que queremos dizer, fazer o que queremos fazer e esconder o que queremos esconder. O mais importante é não matar o nosso espírito.

Meu Deus, isso parece tão lógico e simples que qualquer ser humano, suponho, aprende-o natural e gradualmente, sem ir a uma escola especial. Haverá algum mérito especial em "não se matar"? Mas, para mim, as coisas nunca são simples, Deus, devido à forma como me criaste: Um *veneno* é o meu parceiro; fala comigo e faz tudo o que pode para me confundir.

É uma conspiração contra mim? Quem está a fazer isso? Se calhar sou só eu!

Hoje estou a ter um dia muito baixo; os dias baixos são normalmente dias longos, pois o meu *veneno* estica o tempo à sua conveniência. Esta espécie de "negro" em mim parece servir o seu propósito; esta química negra está a cozinhar e, quando estiver pronta, o meu problema estará resolvido.

Não consegui dormir a maior parte da noite para aprender algo muito lógico e aqui está o que aprendi: Associe a sua auto-confiança ao seu intelecto quando a sua decisão é tomada durante um estado de espírito normal. Depois de pensar no assunto, não deixe que o mau humor o faça mudar de ideias.

O bom senso e a intuição podem, por vezes, substituir a auto-confiança e eu estou a usá-los. Oh Deus, deste-me uma tarefa tão difícil. Quero tanto sentir-me como um ser humano e aceitei o desafio de o

fazer. É a minha prioridade e não quero ser lembrado. Oh Deus, tenho sede de mais conselhos e aceitarei qualquer ajuda.
Talvez a melhor coisa a fazer quando estou em baixo ou quando estou deprimido é ficar calado. Não é altura para eu mostrar que não ouço bem, que não vejo bem *e* que nem sequer consigo falar bem. O que posso fazer bem nestas alturas é contar anedotas. Pelo menos as pessoas riem-se comigo em vez de se rirem de mim. Não quero que as pessoas tenham pena de mim porque alguns químicos se misturam no meu cérebro. Só preciso de não mostrar o meu mau humor, porque não sou uma pessoa má.
A doença está num gene ou talvez em vários genes; é hereditária. É uma dor sem fim que me acompanha desde o meu nascimento. Faz parte da natureza e eu aceitei-a. Tentei de todas as formas, fingindo que não existia, mas não resultou. Tentei outra coisa que parecia funcionar. Comprei um conjunto de lençóis pretos, durmo neles, embrulho-me neles, beijo-os muito .... e consigo lidar com os meus estados de espírito melhor do que nunca.
E em cima destes lençóis está a única coisa que as pessoas conseguem ver, um edredão com as cores da minha vida. Tem um fundo branco, com grandes flores cor-de-rosa, azuis e verdes, e dá uma sensação de primavera ao meu quarto.
Esta noite, na sinagoga, usarei um vestido preto e branco; quero estar à vontade com o que sou realmente, o verdadeiro Machou. Na cabeça, usarei um turbante, preto com um fio de prata. Gosto dele porque me faz lembrar a minha mãe, quando ela tinha cerca de vinte anos e estava em lua de mel, vi uma fotografia dela de que gosto muito, tirada numa das belas praias de Tunes. Sempre gostei dessa fotografia. Ela não parecia ter um *veneno* dentro de si. Naquela praia, em fato de banho e com um turbante na cabeça, olhava o horizonte e a vida à sua frente. É muito triste que ela não tenha sabido e não tenha podido saber como agarrar-se à vida. Vendeu os seus pensamentos demasiado barato ao nosso *veneno* hereditário. O que ela se tornou não é culpa dela.
Pediram-me para participar esta noite na cerimónia de sexta-feira à noite. É o dia em que terminamos a leitura da Torá e a recomeçamos desde o início - uma cerimónia muito bonita. Vou segurar a Torah nas minhas mãos, orgulhoso da minha religião e orgulhoso de estar a caminho de me tornar eu próprio. Eu sempre quis isso. Fui atingido pelo *veneno* de gerações mas, com otimismo, estou a sair deste período difícil.
Se há uma coisa que estou a aprender com este período, é o quão imenso pode ser o sofrimento humano.
Continuo a interrogar-me!

Capítulo 23 : **Um lugar de confiança - Na natureza com Deus**

Há um sítio perto de minha casa que aprecio particularmente - um rio com árvores altas ao longo das suas margens. Costumava caminhar ao longo desse rio há doze anos, na fase inicial da minha segunda depressão, e cheguei mesmo a pensar atirar-me ao rio. Sentia que o meu sofrimento era demasiado difícil de suportar, especialmente porque a minha primeira depressão ainda estava na minha mente, o que tornava a segunda muito pior.

Não, não me atirei ao rio. Nem sequer tentei, porque algures na minha alma suja, muito suja, eu conseguia ver sinais de otimismo. O meu sofrimento foi sempre monumental, mas a minha esperança nunca deixou de aparecer.

Foi aqui que fui ao encontro de Deus. Ele esteve comigo durante estes anos maus, caso contrário, como poderia explicar este sofrimento por que passei? Eu tinha vontade e coragem, mas estas devem ter sido navegadas por Deus.

Sentei-me debaixo de uma árvore muito bonita; algumas das suas raízes saíam do chão. Gostava de me sentar naquelas raízes em forma de arco, pouco sólidas, mas que me faziam bem. Os meus olhos olham para o céu e a minha voz dirige-se a Deus para lhe contar as minhas dores, as minhas alegrias ou as coisas novas que aprendi desde a última vez que entrei no meu quarto negro. Lá, no quarto escuro, não posso ser perfeito, porque este é um mundo de culpa, um mundo de sentimento baixo; um mundo de dores. Para ser sincero, não me devia queixar das dores. Queria que elas fossem Machou, a que eu era há cinquenta e um anos.

Haverá um limite para o sofrimento na terra? Existe um limite para o amor? Como é difícil gerir as emoções, sendo o seu leque tão vasto!

Tenho a certeza de que chegar ao clímax da minha história será o desafio da minha vida, e não desistirei até lá; o preço foi demasiado elevado até agora... e lembro-me da mamã!

Desde o mês de agosto e desde que voei para Israel, compreendi que ia aprender mais sobre o cerne da minha doença. No meu país, em Israel, andei na escola, casei lá, e lá fui ignorante; ignorante da minha doença, que era a razão da minha ignorância.

Mas esta doença é tratável, diz-se, e nunca deixarei de agradecer ao meu maravilhoso médico. E a minha história tem de continuar!

Qual foi o medo que mudou o rumo da minha vida? A minha mãe assustou-me? Será que o meu pai me violou? Estava perto de encontrar a razão da minha doença.

Devo conhecer a minha miséria através de um sonho? Quero ir para a cama e ler um livro sobre o fim de um tratamento de psicoterapia; não fazia ideia de como a psicoterapia podia acabar. Se nada funciona muito bem na minha cabeça atualmente, então tenho a certeza que a minha intuição vai funcionar. Alguma coisa deve funcionar para mim.

Alguns dias antes do que chamei o grande dia, estava extremamente nervosa e não controlava muito bem as minhas palavras. E as minhas emoções estavam a divertir-se à grande. Elas pressionavam o sistema e mostravam-me quando, onde e porquê em breve.

Precisava de descarregar o meu nervosismo e deitei toda a minha escrita para o caixote do lixo, não sabia porquê? Depois disso, continuei com as minhas actividades diárias.

Nas almofadas de muitas cores da minha sala de estar, quis fazer uma sesta, mas algo não conseguia descansar em mim. Depois desta tentativa de descanso, voltei a recolher todo o meu trabalho e isso ficará para sempre como prova da minha doença.

Sabiam que um pequeno lugar na minha alma está sempre a brilhar? Chamei-lhe Esperança; e acabei de receber uma mensagem: "Vai chegar, tu vais vencer". Se eu acreditasse nisso, quem é que iria discutir comigo?

Capítulo 24 : Saberei quando, onde e porquê

Sexta-feira de manhã, é dia catorze de março de 1994, e o meu aniversário é daqui a dois dias. Vou sabê-lo hoje, não amanhã! Limpei a minha casa e, depois de tomar um duche, vesti-me. Pus o meu turbante dourado e calcei as sandálias que tinha comprado numa venda de garagem. Parecem-se muito com um par de sapatos que o meu pai me comprou quando eu tinha cerca de oito anos. Gostava muito deles; adorava o meu pai, mas não sei porque é que tinha tanto medo dele.

O meu pai já não está comigo, mas o seu espírito tem o mesmo valor para mim, especialmente agora, durante a crise. Nunca poderia ter ido tão longe se não fosse a vontade obstinada, a coragem e a determinação que herdei dele, mais valiosa do que uma pedra preciosa. E então, pensei que muito em breve Machou iria contar-me o que aconteceu quando eu tinha quatro anos. Senti que precisava de partir uma pedra e segurar um pedaço dela, peguei num martelo e bati várias vezes numa pedra grande que encontrei no quintal; tirei um pedaço da pedra e segurei-o na minha mão esquerda. Estava pronto para ouvir a Machou quando ela me disse em francês: "Sim, estavas a escrever com a mão esquerda na escola quando a professora te obrigou a passar o lápis da mão esquerda para a mão direita."

Pensei que ia desmaiar, embora soubesse do facto e nunca tivesse dado importância a isso. Este episódio da minha vida aconteceu mesmo, e uma tia minha que vive atualmente em Paris contou-mo há alguns anos. Também me contou que a minha professora me bateu nos dedos. Naquele tempo, suponho, não havia psicologia infantil. Estranhamente, a minha mãe nunca me contou nada sobre isso, talvez porque estivesse demasiado ocupada com uma das suas crises de depressão. Eu tinha apenas quatro anos e já tinha sido enviada para a escola. Não sei de quem foi a decisão; disseram-me mais tarde que eu tinha um desenvolvimento muito avançado para a minha idade e que era muito inteligente.

Ia a caminho dos correios com a pedra que segurava na mão esquerda. De repente, pensei na Machou e nos seus lindos olhos; disseram-me que ela tinha olhos brilhantes, e eu posso dizer que os meus olhos ficam especialmente verdes e brilhantes quando estou de bom humor.

Quando regressava do trabalho, ainda com a pedra na mão, vi alguns pontos negros ao nível dos olhos, do lado esquerdo. Os pontos negros precisavam de ser explicados e ouvi-me a mim própria dizer claramente: "A atração que sente ao ver alguns homens é apenas sua, mas convence-se de que consegue ler a mente deles e acredita firmemente que essa atração é uma rua de dois sentidos...."

A atração era uma coisa importante quando eu estava numa fase hipomaníaca; mantinha-me ocupado dia e noite.

E o evento continua durante a tarde. Senti necessidade de partir uma nova pedra; peguei num pedaço e dei uma volta ao quarteirão, com a Machou, claro. Aí ela disse-me: "Nem sempre se pode ter o que se quer".

Parecia que o meu intelecto estava a falar comigo agora. Sim, Machou, tens razão. Eu queria muito uma coisa que não conseguia ter, e se na minha cabeça estava há tanto tempo a querer tudo, devia haver uma razão. Talvez a razão tenha sido o facto de me ter privado de alguém muito importante para mim: o intelecto de uma menina de quatro anos. Desde então, a minha personalidade diminuiu; o meu intelecto já não estava ligado à minha jovem alma atingida por um *veneno*. E essa menina és tu, Machou.

Em "*Je sais et Je ne sais pas*" (eu sei *e eu não* sei) está relacionado com os estados de espírito; estes podem ser interessantes e originais, mas serão sempre confusos. Quando eu pensava "*Je ne sais pas*", a verdade é que eu sabia muito mais do que pensava saber. Quando eu pensava "*Je sais*", e me achava tão perfeito sem dúvida, a verdade estava num nível inferior. Machou, não somos complicados?

Apercebo-me agora de como muitos dos meus pensamentos estavam errados, de quantos erros cometi quando disse "*Je sais*" e de quantos mais quando disse "*Je ne sais pas*".

Nunca soube que tinha uma doença relacionada com o cérebro, embora soubesse que havia algo de errado comigo; Machou. Estou tão contente por estarmos novamente juntos! Lembro-me que a família e as pessoas gostavam de nós como pequenos especiais e inteligentes. O meu pai orgulhava-se de nós.

Nunca me perguntei todas estas questões vitais depois de ter perdido o Machou. Sabia que algo estava

errado, mas nunca contei aos meus pais o que me tinha acontecido na escola. Eles também nunca me disseram uma palavra. Será que fingiram que não sabiam de nada? A única coisa que ouvi dos meus pais foi que eu queria ser professora desde os quatro anos de idade. A coincidência é impressionante: Machou queria ser professora na altura em que teve um grande incidente com a sua própria professora.
Não sei quanto tempo vão durar estas explosões de consciência em mim. Sei, evidentemente, que vêm da minha psicoterapia, mas o meu psiquiatra não me deu qualquer pista. Pelo contrário, adiou a minha consulta de duas para três semanas. Sinto-me quente como o fogo; não tenho uma quantidade infinita de forças, nem um número infinito de anos de vida. Também não tenho papel a mais para escrever. Sei que cometi erros. Outras pessoas também os cometeram e, por estranho que pareça, os meus erros não são tão grandes como eu os faço parecer. Talvez o exagero seja o segredo de tudo.
Quando tinha quarenta e seis anos, disseram-me que era hipomaníaco e, mais tarde, maníaco, e isto depois de ter estado infinitamente deprimido com grandes depressões. Os médicos - grandes e menos grandes - não chegaram imediatamente a esse diagnóstico.
A mania parece ser um paraíso na terra e é necessário conhecer essa parte em si se o seu objetivo é restaurar a sua saúde. Mas a mania é uma fase em que não se tem consciência, por isso como é que se pode saber? Será mais um círculo vicioso?
No entanto, durante o meu período de hipomania, fiquei a conhecer o que de mais valioso havia em mim e tive de me esforçar para chegar ao inferno. Só a partir daí poderia voltar a ser Machou.
Depois de ter regressado do inferno, posso dizer que esta doença é tão horrível! Ninguém a merece, ninguém! A sua caraterística é um grande pavor para a vida.
Fui para a cama com as luzes acesas; dormi um pouco e depois acordei. A minha própria voz dizia-me: "A tua mãe é responsável pelo que aconteceu com o interrutor das tuas mãos. Vai ao espelho, vais vê-la". Fui com medo, mas só me vi a mim, fiquei desiludido.
A verdade é que o *veneno* ainda está por perto a dizer-lhe o que pensar, o que ver e o que escrever; o *veneno* está sempre por perto!
A depressão e a mania voltaram para uma visita, e estão a fazer um banquete, o banquete das interpretações. É um pesadelo, mas tenho de o aceitar. Não tenho escolha. É um pré-requisito para a minha vida normal. Já referi que essas interpretações não são mais do que a voz dos humores, ou talvez a voz do intelecto encoberta pelo humor do momento.
Estou a regressar a casa e aproximamo-nos do ano de 1995. Dentro de mim sinto-me deprimido; não apresento nenhum dos sintomas de uma depressão e rio-me, brinco e ensino. Que tipo de pessoa deprimida sou eu? Fiz-me sentir mal por dentro sem o mostrar por fora, não sabia que isso era possível.
E a necessidade humana de sobrevivência é inacreditável.

Capítulo 25 : Uma rápida revisão de um longo sofrimento

Estou sentado no meu quintal, num dia bonito e solarengo. E assim que estou mais perto da natureza, quando consigo ver o céu lá em cima, sinto-me pronto para ter uma conversa com Deus: "Ao ver todo o meu passado, Deus, quero agradecer-Te por me dares esta oportunidade de ver o passado e arrepender-me, de ver o passado e chorar, de ver o passado e compreender. Obrigado, Deus, por me dares uma segunda oportunidade e por teres fé em mim."

Ainda estou no jardim dos meus sonhos. O sol continua a brilhar e a minha alma gosta disso. O reflexo da minha alma está mesmo aqui ao meu lado; está junto ao meu olho esquerdo - umas manchas mais negras. Pensei que ao escrever sobre todas as minhas descobertas, as manchas desapareceriam. Quem disse que as coisas dos humores são simples? Meu Deus, agora estou muito mais consciente. Antes enfrentava a raiva sem consciência; agora quero voltar-me para o amor. Perfeito não posso ser, e finalmente compreendo esta afirmação. No passado, não tinha consciência de que não conseguia pensar quando estava deprimido, e estava muitas vezes deprimido. Oh Deus, prometo-te que com o intelecto que sinto agora posso sentir mais do que antes. Se eu encontrar a minha raiva no meu caminho, então ela terá de ter um limite, exatamente onde Tu não puseste um limite, onde Tu querias que eu me controlasse, mesmo quando eu tinha quatro anos de idade.

E esta é a minha fraqueza: uma emoção "Amor, Raiva" que não sabe como parar. É isto que pode levar a uma doença mental. Não é divertido e a vida não é vida. O meu caso foi devido a demasiados anos de inconsciência, louvo-me por não ter desistido e o meu livro é sobre a minha luta para procurar a verdade. Não descansarei enquanto não compreender o significado da minha doença e aceitar a confusão por que passei.... Não é um caso banal!

Muitas emoções fazem baixar o humor. Isto é verdade para quase toda a gente. É muito mais verdadeiro para as pessoas da minha espécie. Para nós, o humor desce a uma profundidade preocupante. Os medos fazem-no, e a raiva fá-lo ainda melhor. Há também outras coisas como a desilusão, a ansiedade e outras. Estas emoções são o pão quotidiano da nossa alma, e as minhas estão aqui para me magoar porque ainda não dominei o controlo total dos meus estados de espírito. Isto não é simples; tenho de trabalhar constantemente com o meu intelecto e ainda não estou habituada a usá-lo, uma vez que as questões emocionais me levam a exageros, que se tornam muito confusos e me magoam consequentemente. A hesitação é óbvia e o ataque terá de vir, sem hesitação, pois o *veneno* será mais rápido do que os pensamentos. É sempre demasiado tarde para o parar. Em qualquer crise de depressão, o meu intelecto parece encolher, e as minhas emoções parecem ganhar mais espaço. Quando o meu acidente mental aconteceu, aos quatro anos de idade, creio que muitos dos meus talentos, a que gosto de chamar as "cores da minha vida", me foram retirados. Os meus humores desapareceram até certo ponto e eu não tinha consciência deles, uma nuvem apareceu entre mim e os meus tesouros, os tesouros que só comecei a descobrir muito recentemente, por causa de uma raiva que nunca escolhi ter. Agora vai ser esquecida.

A Machou sentiu-se culpada depois deste acontecimento e contou-me isso naquela manhã de sexta-feira muito especial, a 27 de outubro de 1993, há exatamente três meses. Ela nunca perdeu essa culpa. Permanecia deprimida a maior parte do tempo e não havia ninguém para a ajudar, pois ninguém sabia da sua raiva. Só consegui chegar aos seus tesouros que ela manteve intactos, há quatro anos, por detrás da nuvem, quando comecei a minha psicoterapia. Hoje, não estou muito longe da conclusão de um período muito longo e difícil, mas a alternativa era ficar diminuída durante toda a minha vida. Este período será sempre para mim um milagre pelo qual passei.

A cura de uma doença mental, como o exagero dos humores, não é possível se o doente não compreender a doença. Esta terrível doença retira a responsabilidade da vida e permite a degeneração do homem. Esta foi a aula mais longa e mais importante que tive na minha vida, uma aula sobre os estados de espírito de um extremo ao outro, da depressão à mania; fui melhor do que em qualquer outra aula. O custo foi o meu sofrimento, e o meu objetivo era ser saudável. E hei-de conseguir!

Com consciência, uma pessoa maníaca pode tornar-se um génio. Não conhecemos muitos deles nos domínios da música, da pintura, da escrita e outros, enquanto outras pessoas maníacas se desintegram. Algumas pessoas, como a minha mãe, nunca mostraram sinais de mania e passaram de depressão em depressão; ela tinha um padrão grave de raiva e tenho quase a certeza de que tinha potencial para se

tornar maníaca. A irmã dela, uma tia minha muito querida, teve a sua primeira mania quando tinha sessenta anos.
Ontem à noite, alguns amigos vieram cá jantar. O meu marido estava em França para um Bar Mitzvah da família e o jantar estava excelente. Preparei-o num instante e os temperos não foram pesados nem medidos. O amor também não pode ser medido. Pode crescer e crescer quase infinitamente. A sobremesa foi feita rapidamente: um pouco de baunilha a mais, um pouco de natas a mais. Não consegui encontrar o rolo para enrolar a massa, por isso usei as mãos e ficou tudo um bocadinho queimado. Toda a refeição estava deliciosa, disseram os meus amigos, o meu filho e a boa disposição que havia em mim.
No dia seguinte, precisava de dinheiro e fui ao banco. Fiquei surpreendida ao saber que o meu marido tinha encerrado todas as contas nos nossos dois bancos locais e que me tinha deixado com algumas centenas de dólares para viver. Em pouco tempo, telefonei a um advogado que me pediu para ir imediatamente ao seu escritório. Naquela mesma tarde, pedi o divórcio.
Ainda estava a trabalhar, normalmente chegava tarde à escola e quando chegava à frente dos meus alunos, sem culpa e com um sorriso no rosto, contava aos meus adoráveis alunos as aventuras da sua professora.
Um outro dia fui a uma loja de animais, olhei para os cães e encontrei um de que gostei muito, um Cocker Spaniel com uma testa grande e um aspeto aristocrático. Não pensei muito e o cão era meu, mas não tinha dinheiro suficiente porque o meu marido ainda não tinha regressado da sua viagem. Expliquei o problema ao dono que concordou em receber um cheque em atraso. Voltei para casa, coloquei o cão no carro e pensei que nome lhe iria dar. A resposta veio num instante: vou chamar-lhe *Pagnol*, uma vez que *Marcel Pagnol* é um grande escritor e *Marcelle* é o meu nome próprio. Fiquei muito contente e fui com *Pagnol* receber o meu marido no aeroporto e dizer-lhe que tinha pedido o divórcio.
E também foi a um advogado.
Penso que é possível que as pessoas maníaco-depressivas possam ser ajudadas com medicamentos, como o lítio e/ou um antidepressivo, para reduzir a diferença entre os estados de espírito extremos. Para pessoas como eu, a medicação por si só nunca funcionou, eu precisava de saber a origem da minha miséria - porquê, onde e como. Nunca encontraremos um comprimido que responda a essas perguntas.
Algumas pessoas precisam de mais do que medicamentos, e eu posso testemunhar esta questão. Algumas pessoas precisam de psicoterapia com o psiquiatra certo; também posso testemunhar isso. Caso contrário, há uma deterioração do intelecto e do processo de pensamento, enquanto a linguagem das emoções toma conta. Vi esta situação na minha família, e a minha mãe estava afetada. Estava com ela no verão passado quando me disse: "Já não gosto de música", e ainda me lembro da sua bela voz.
Hoje em dia, todos sabemos que as pessoas com doenças mentais enriquecem as nossas vidas: são músicos, são artistas, são políticos, escritores e muito mais. Algumas pessoas são muito dotadas; têm talento e merecem os cuidados e o esforço que a sociedade pode proporcionar para que fiquem bem.
Há três mil anos, não se podia fazer muito pelos doentes mentais. O rei Saul, rei de Israel, que sofria de problemas emocionais, mandou o jovem David (que mais tarde viria a ser o rei David) tocar violino para o aliviar.
Para mim, a música também foi uma grande ajuda. Adorava música oriental quando era pequena e a minha avó, que só sabia árabe, costumava levar-nos a nós, os netos, a ver filmes árabes. Mais tarde, quando conheci o meu marido, optei sobretudo pela música clássica. Adorava música quando estava num estado maníaco, e gostava de música nos meus estados depressivos. Era como se tivesse carregado no botão "off" da minha depressão quando carregava no botão da aparelhagem. Não foi mágica; aconteceu, e eu fiz com que acontecesse. Hoje sei realmente que pode acontecer.
Concordo com o Dr. Breggin quando, no seu livro Toxic Psychiatry, diz que as pessoas frágeis precisam de cuidados e de psicoterapia. Esta é também a minha opinião, e a prova é que funcionou para mim. Funcionará para muitas mais pessoas e talvez um dia eu possa dar o meu contributo e trabalhar para elas também.

Nos últimos dez dias, fui bombardeado pelas interpretações, as minhas emoções e medos não eram adjacentes ao meu intelecto. Os resultados foram os sentimentos terríveis que sofri, e provavelmente queria-os tão terríveis como eram. Saí desta batalha com a minha vontade, a minha coragem e a minha fé mais fortes do que antes.

Com a minha fé em Deus, encontrei a minha fé em mim próprio. Estou a caminho de encontrar a dignidade humana com que todos os seres humanos deveriam poder viver. Ofereci uma imagem falsa desta dignidade aos meus filhos há vinte anos, quando prometi a mim próprio que eles não conheceriam a minha doença. Não queria ferir a sua própria dignidade e eles deram-me o melhor presente: o seu amor.

Há cinquenta anos, mandaram-me para a escola demasiado nova. Fiquei muito zangada, como uma rapariga maníaca pode ficar. Estava pedrada quando o incidente aconteceu, o meu humor caiu e veio o choque, o meu próprio choque. A depressão começou e eu não sabia que tinha ocorrido um desequilíbrio químico. Isto aprendi com muitos médicos que consultei muito mais tarde. Além disso, nunca me apercebi que o desequilíbrio entre o meu intelecto e as minhas emoções tinha um impacto em mim. Estes dias, dias importantes, estão a terminar cinquenta anos de mau funcionamento psicológico. Fico deprimido só de perceber que, quando deprimido, o intelecto fica de lado e eu mastigo de novo as minhas emoções.

Capítulo 26 : O meu pai - o meu sucesso dependia dele

Era sexta-feira à tarde e o ano era 1994. Alguns pontos negros junto ao meu olho esquerdo diziam-me que tinha mais coisas para descobrir antes de sair completamente do túnel.

Estava a caminho de casa depois do trabalho e sentia-me cansado; parei num parque de estacionamento. Dormi um pouco e acordei de repente, liguei o rádio e comecei a conduzir em marcha-atrás. Choquei com um carro e tive a sorte de não haver danos. O senhor que vinha atrás de mim disse: "Não me viste?" Ele não sabia que as pessoas como eu estão muito ocupadas com as suas emoções e não prestam atenção aos parques de estacionamento quando estão a dormir.

Assim que comecei a conduzir e porque apanhei um choque muito pequeno, ouvi: "Não, não tinhas medo do teu pai, só te sentias culpada".

Pai, querido pai, senti-me culpado depois do choque que tive quando fiquei tão zangado com a minha professora e porque ela queria que eu escrevesse com a mão direita. Acho que não desisti facilmente e hoje sei que devia ter encarado esse acontecimento de outra forma. Eu tinha quatro anos e não me lembro de nada do que me aconteceu. Pai, sabias que eu era canhoto? Um dos meus filhos também é canhoto. Eu era o único canhoto da nossa família de sete pessoas. Será que o tirei da tua família, talvez? Acho que me senti culpado até ao dia da sua morte. Desde então, fiz psicoterapia e fui visitar-te ao cemitério. Falei-te da minha doença e do meu sofrimento; disse-te que lamentava todo o tempo que vivemos debaixo do mesmo teto e que não éramos verdadeiramente amigos. Mas podíamos ter sido! Tu e eu não sabíamos que eu tinha esse tipo de humor e tu eras um pai que não falava.

Sei que amavas todos os teus filhos, mas muitas vezes senti um amor especial de ti por mim. Talvez tenha a ver com o facto de me teres salvo a vida quando nasci. Nasci demasiado pequeno e sem muita resistência. Deste-me várias injecções na barriga. Não deixaste que nem o médico o fizesse. Sobrevivi, sem saber que iria sempre sobreviver a todos os maus momentos graças a ti, graças à vontade e à coragem que tinhas e me demonstravas. Adorava quando preparavas um banho quente para nós. Também me lembro de cuidares dos nossos pezinhos nas noites frias de inverno, quando preparavas para nós jarros com água quente. Encontrávamo-las na nossa cama. Sentia-me orgulhoso por ter um pai assim. Pai, não sabias do choque que apanhei quando tinha quatro anos. Desde então, corro atrás da verdade e hoje domino o humor, a mania e a depressão. Hoje teria sido capaz de te explicar, de te falar da mãe e da sua doença. Quem o poderia fazer melhor do que eu?

Durante muitos anos, pensei que tinha medo do meu pai e não sabia porquê. Talvez fosse a sua autoridade ou apenas os meus medos ilógicos provenientes dos meus humores, talvez ambos.

Pai, querido pai, senti-me culpado depois do choque que tive quando fiquei tão zangado com a minha professora e porque ela queria que eu escrevesse com a mão direita. Acho que não desisti facilmente e hoje sei que devia ter encarado esse acontecimento de outra forma. Eu tinha quatro anos e não me lembro de nada do que me aconteceu. Pai, sabias que eu era canhoto? Um dos meus filhos também é canhoto. Eu era o único canhoto da nossa família de sete pessoas. Será que o tirei da tua família, talvez? Acho que me senti culpado até ao dia da tua morte.

Desde então, fiz psicoterapia e fui visitar-te ao cemitério. Falei-lhe da minha doença e do meu sofrimento; disse-lhe que lamentava todo o tempo que vivemos debaixo do mesmo teto e que não éramos verdadeiramente amigos. Mas podíamos ter sido! Tu e eu não sabíamos que eu tinha esse tipo de humores e tu eras um pai que não falava.

Sei que amavas todos os teus filhos, mas muitas vezes senti um amor especial da tua parte por mim. Talvez tenha a ver com o facto de me teres salvo a vida quando nasci. Nasci demasiado pequeno e sem muita resistência. Deste-me várias injecções na barriga. Não deixaste que nem o médico o fizesse. Sobrevivi, sem saber que iria sempre sobreviver a todos os maus momentos graças a ti, graças à vontade e à coragem que tinhas e me demonstravas. Adorava quando preparavas um banho quente para nós. Também me lembro de cuidares dos nossos pezinhos nas noites frias de inverno, quando preparavas para nós jarros com água quente. Encontrávamo-los na nossa cama. Sentia-me orgulhoso por ter um pai assim. Pai, não sabias do choque que apanhei quando tinha quatro anos. Desde então, corro atrás da verdade e hoje domino o humor, a mania e a depressão. Hoje teria sido capaz de te explicar, de te falar da mãe e da sua doença. Quem o poderia fazer melhor do que eu?

Durante muitos anos pensei que tinha medo do meu pai e não sabia porquê. Talvez fosse a sua

autoridade ou os meus medos ilógicos, resultantes dos meus estados de espírito, talvez ambos. Durante muitos anos, pensei que tinha medo do meu pai e não sabia porquê. Talvez fosse a sua autoridade ou os meus medos ilógicos provenientes dos meus humores, talvez ambos.
Também senti medo quando o meu marido começou a gritar comigo por uma razão ou outra. Por isso, no outro dia, comprei uma escultura de um gato preto numa venda de garagem. O gato era bonito, mas era preto como os lençóis que comprei. Precisava de me livrar dos meus medos a todo o custo e o preto era a cor certa. O gato está no meu quarto e vai tirar-me os medos e o medo dos meus humores; tenho a certeza de que vai ser útil!
Pergunto-me se este choque que tive quando tinha quatro anos aconteceu numa sexta-feira. O meu subconsciente abriu-se numa sexta-feira. A sexta-feira sempre foi um dia especial, pois apresenta-nos o nosso santo Sabbath.
Sempre me disseram que eu queria ser professor; ninguém na minha família é professor. A minha explicação sobre o que me aconteceu com a minha professora e o facto de me ter sentido culpada depois disso é talvez a razão de eu ser professora. Talvez eu quisesse ser a professora meiga que ela não era para mim.
Algumas pessoas têm os nervos frágeis; é o meu caso, e as muitas lições que tive em psicoterapia ensinaram-me um substituto para os nervos frágeis como os meus e é a auto-confiança; estou a trabalhar muito nela. Não sabia que a minha própria vontade podia ser tão dura, mas tinha de o ser. Era uma questão de sobrevivência. Era uma questão de sobrevivência. Os meus nervos são como uma rede feita de renda e muitas coisas podem passar. Algumas pessoas têm nervos de aço - o meu pai tinha esses nervos!

Capítulo 27 : O meu intelecto e a minha mão esquerda - Um mimo para Machou

Quando fiz cinquenta anos, a minha alma tinha apenas quatro anos e alguns meses. No Antigo Testamento, sabemos que os israelitas, há cinco mil anos, passaram quarenta dias no deserto, no exílio, até se tornarem suficientemente responsáveis para viverem no seu próprio país.

Vivi quarenta e seis anos longe da minha alma, no exílio da parte mais importante de mim, por causa de uma grande nuvem que me impedia o acesso a ela. Os israelitas, com Moisés, seu chefe, atingiram o seu objetivo sagrado e chegaram ao fim da sua viagem à Terra Santa, e conseguiram. Só Moisés não foi autorizado a entrar; viu o local à distância.

Estarei a chegar ao fim da minha viagem? A minha ajuda e o meu escudo vieram de Deus, mesmo quando não sentia a sua presença. Hoje vivo comigo e em mim pela primeira vez desde que me lembro. Este sentimento é tão grande e tão novo para mim; dá-me uma nova compreensão da vida e da Criação. Sinto-me em paz, por dentro e por fora.

No meu aniversário, senti as cores da minha vida dentro de mim e vesti para a ocasião uma camisa multicolorida e os meus sapatos mais recentes com um arco-íris de cores.

Este foi um período muito longo, quarenta e seis anos sem Machou. Durante este tempo, observei muitas vezes a minha mãe; sempre quis saber o que se escondia nesta mãe tão silenciosa, por detrás do seu rosto sem cor, inúmeras palavras e emoções sem resposta estavam escritas na sua testa. Por essa razão, também eu fiz uma viagem de quarenta e seis anos e voltei a dizer o que sempre quis dizer: "Je sais." Sim, eu conheço esta doença mental que tirou a vida ao meu querido avô e que deixou a minha mãe, quase toda a sua vida, inconsciente de si própria e do mundo que a rodeava.

Os doentes mentais são tão boas pessoas como as outras - nasceram totalmente normais - mas isso era verdade à primeira vista, uma vez que, ao contrário de toda a gente, a realidade era diferente, pois nasceram com todo o tipo de perturbações do cérebro. Desde muito cedo, estas pessoas precisam de ser bem tratadas, com pais e amigos compreensivos, e também com medicamentos. Todas estas prerrogativas podem fazer a diferença no mundo dos doentes mentais e evitar que a doença se desenvolva ao extremo.

Estes estados de espírito comoventes que trago comigo são muitas vezes uma indicação de talentos, sobretudo na arte, na escrita e na música. Mas esses estados de espírito não têm regras nem limites, e não quero abdicar deles. Estes

Os humores em movimento só precisam de ajuda. Hoje tenho cinquenta anos e uma alma de quatro anos.

No meu aniversário, senti-me completamente Machou. Paguei um preço muito alto para me reencontrar com ela há apenas um ano. Paguei um tempo sem fim, dores enormes e lágrimas para conhecer o segredo dela. E quando soube que o tinha compreendido, precisava de fazer mais uma coisa, que era abandonar a raiva que me tinha perdido. Desde que a conheço, quero habituar-me a ela. Quero ser ela, e tenho um filho muito parecido com ela.

Numa das manhãs do inverno de 1995, acordei com um ligeiro
mau humor. As pessoas deprimidas não gostam do inverno; é muitas vezes
é frequentemente a sua pior estação e a falta de luz afecta gravemente
a falta de luz afecta gravemente o seu humor. Ontem, a minha irmã de Israel, que veio visitar-nos durante dez dias
que nos veio visitar durante dez dias, regressou a Nova Iorque. Fiquei triste depois
Fiquei triste depois de ela partir, mas feliz por ter deixado para trás um sentimento que nunca tive antes. I
percebi e senti que o amor nos estava a unir; ela apreciava
ela apreciava as minhas piadas e a minha bondade, e eu esqueci-me da minha raiva. Ela disse-me
disse-me que não me reconhecia, apesar de não nos vermos
apenas há seis meses. Não podia acreditar que era a minha irmã, dois
anos mais velha do que eu. Para mim, ela não parecia a irmã que eu
que sempre conheci, quando ela não tinha mudado nada.... A
A mudança estava em mim, e apercebi-me da nossa nova relação.

Há seis meses, o meu subconsciente abriu-se e compreendi o choque que ocorreu no meu quarto ano

da minha jovem vida. Foi tão avassalador e precisei de todo este tempo para recomeçar a escrever com a minha mão esquerda. Há três meses, estava sempre a dizer a mim próprio que seria impossível, mas tentei e resultou. A escrita era a escrita de uma criança de quatro anos; estava curiosa para experimentar enquanto estava numa reunião aborrecida e longa. E, claro, fiquei tão entusiasmado que decidi continuar a escrever com a mão esquerda, e está a tornar-se uma segunda natureza.
A curiosidade é, por vezes, positiva - foi assim que descobri este acontecimento da minha mão esquerda. Estou satisfeito e aliviado; talvez depois deste acontecimento eu consiga relaxar e deixar a vida seguir-me, em vez de deixar a vida preocupar-me e criticar-me sem qualquer razão, exceto as fantasias dos meus humores. Deve haver uma maneira de o conseguir.
Deus, por favor, diz-me porque é que eu costumava matar-me sem parar. Por causa disso, nunca conheci as coisas boas sobre mim. Meu Deus, lembras-te daquele senhor que, em pouco tempo, descobriu em mim um encanto que eu não conseguia ver? Devo tê-lo escondido muito bem, ou talvez não tenha tido o direito de o reclamar!
Só a psicoterapia, como aquela por que passei, me permitiu escrever um livro tão cheio de emoção e dor; com a minha vontade, lutei constantemente. A minha mão esquerda, a que perdi antes mesmo de aprender a lidar com a escrita, venceu ao fim de quarenta e seis anos. Obrigada, Deus, por uma força que não veio de uma vez, mas que Tu me deste aos poucos. E obrigada, pai, por este teu testamento que herdei à nascença! Que preciosidade!
Vou continuar a escrever com a mão esquerda e serei Machou para sempre. Deus, será possível? Acredito ainda mais em Ti. Tenho momentos em que, graças a Ti, a vida tem para mim o sabor de uma especiaria extraordinária, o cheiro do lilás, o som do violino e a cena do pôr do sol. Acompanhaste-me durante todo o caminho. Que alegria poder escrever com a minha mão esquerda que dormiu durante tantos anos.
Há cerca de vinte e cinco anos, tentei, por uma razão inconsciente, escrever no quadro à frente dos meus alunos com a mão esquerda e não consegui. Com a abertura do meu subconsciente e a manifestação dos meus estados de espírito, isso aconteceu sem qualquer esforço, e devo lembrar-me que nem tudo na vida deve parecer uma tortura.
Hoje, quando estou de mau humor, o medo e a culpa aparecem, mas muito menos do que antes; rejeito-os mais do que antes. E, entretanto, a minha confiança em mim própria está a aumentar. É pena que esta joia também caia com o humor que cria os pensamentos e me dá o presente mais precioso, a auto-confiança. Parece que sou feito de pedaços de pensamentos contraditórios e de cores diferentes.
Entretanto, estou a aprender a falar - como falar e o que dizer. Ninguém pode imaginar quantos erros se podem cometer quando se usa a linguagem dos humores, apesar de ser uma boa linguagem para escrever certos tipos de livros, é também a linguagem apropriada para usar quando se trata de emoções e, obviamente, quando o amor está por perto. Mas, infelizmente, eu não sabia como parar. Agora, depois de uma psicoterapia intensa, começo a distinguir as duas vozes, a do intelecto e a das emoções. Quando me apercebo que estou num modo de humor, sei que tenho de ter cuidado, caso contrário, posso ser apanhada pelo meu próprio veneno; sempre pronto a apanhar-me em qualquer erro que cometa.
Tive de aprender a não dizer o desnecessário, a não falar com palavras que magoam. Na linguagem do humor, não tenho restrições no meu vocabulário. Posso encontrar muitas palavras nela, mas com essas palavras há uma grande restrição. Não consigo dar uma resposta a uma pergunta intelectual! Estou no modo "*Je ne sais pas*". Conheço finalmente os problemas da minha mãe e os que poderiam ter sido os meus se eu não tivesse sido suficientemente curiosa, desde muito cedo, para investigar a depressão, os estados de espírito e o seu significado.
O meu intelecto não tinha escolha. Tinha de aprender a pensar. Eu sei que parece óbvio para todas as pessoas que pensam da maneira correta, isto é, pensar com o seu intelecto enquanto fazem malabarismos com os seus humores; quando as pessoas sabem a importância que os humores têm em qualquer decisão.
As pessoas como eu, quando estão deprimidas ou com humor maníaco, não têm acesso ao seu intelecto, um intelecto que está a ser bordado com humores exagerados. Pensam com os seus estados

de espírito; não são capazes de fazer outra coisa, e este é o caminho para os problemas mentais. É por isso que estou alerta, tanto quanto possível, com o meu intelecto, mas continuo a cometer erros.
Pensar com o humor é abrir a porta a interpretações, e tomar decisões com base nelas é muito perigoso. Costumava sentir o seu revés vinte e quatro horas depois da minha decisão "mal-humorada". Quando fiz progressos na psicoterapia, o revés demorou menos tempo a chegar, apenas algumas horas e, como uma miragem, desapareceu sempre e voltei a ser eu próprio.
Meu Deus, vivi no inferno, mas não me arrependo; compreendo as maravilhas deste mundo e as limitações do homem.
No outro dia, acordei às oito horas da manhã; estava sozinho e comecei a falar alto para mim próprio. Queria ouvir melhor a minha voz, a voz que me dava o sinal do meu estado de espírito. Fui caminhar durante uma hora e continuei a não me sentir muito bem. Os estados de espírito continuavam demasiado activos, levantei os olhos para o céu com uma oração a Deus e senti o seu efeito calmante. Fiz a seguinte pergunta: "Como é que posso bloquear o som dos humores que causam tanta dor?" De repente, ouvi o meu intelecto dizer: "Não tens de remover os pensamentos, invoca o teu intelecto, e o intelecto removerá os humores." Chorei algumas lágrimas.
Continuo a visitar o quarto negro de vez em quando. Normalmente, chego lá depois de fazer algo que não é suposto fazer. Há muitas coisas que não é suposto eu fazer, como responder com os meus humores em vez do meu intelecto, e os parêntesis são muito grandes. Fui lá, no quarto escuro, demasiadas vezes para contar, para ter a certeza de que ia assumir a responsabilidade de me libertar da doença mental. Disse ao meu intelecto: "Sim, estou contigo", e Machou vem comigo. Não, não vou ter um esgotamento; perderia demasiado tempo a coser os meus nervos.
Escrever foi o que encontrei quando, como um arqueólogo: Escavei e escavei num lugar poeirento, poeirento, durante o meu exílio interior. Não sabia que uma alma podia ser sem fronteiras.

Capítulo 28 : **As emoções comandavam a minha vida**

Em breve **vou escrever as palavras** "The End" no meu livro, e uma das últimas coisas que estou a aprender é a dizer "Não" às interpretações. Desde que ouvi esta mensagem, sinto-me melhor e sinto o meu intelecto a funcionar melhor. E, por isso, as minhas emoções ficam excitadas.

As interpretações são a linguagem das emoções. As interpretações põem palavras nas emoções; as palavras não têm nada a ver com a realidade e, noutra altura, as palavras seriam diferentes. E as melodias dependem da posição em que me encontro na escala dos estados de espírito.

O intelecto, no entanto, pode monitorizar os pensamentos selvagens dos humores de diferentes formas. Quando ligo o rádio num volume alto, fico surpreendido por não ouvir os meus humores. Enquanto escrevo o meu livro no computador, não ouço os meus estados de espírito a falar comigo. Quando estou de mau humor, como estava esta manhã, é bom aproveitar estes pormenores valiosos. É por isso que preciso de ter cuidado ao pensar, fazer e decidir.

Os riscos são maiores para as pessoas com mau humor. Com humores como os meus, podemos cair rapidamente em depressão; demorei quarenta e seis anos a sair dela com um lápis na mão esquerda. Estava tão zangada porque a minha professora não me deixava escrever com a mão esquerda; essa deve ter sido a maior culpa da minha vida. Quem é que consegue lidar com uma culpa destas quando se tem quatro anos de idade? Eu era apenas uma criança que não tinha consciência dos seus estados de espírito anormais! No final da escrita do meu livro, essa seria para mim a única explicação para a minha doença; eu queria ter uma razão para a minha miséria, parecia muito lógico e a minha doença deu-me a autorização e o selo.

O meu livro parece incluir algumas repetições; como pessoa deprimida, é uma parte infeliz da pessoa que não tem muito para dizer, não tem muito para contar, exceto as dores intoleráveis. Falar dessas dores não tem limites e as repetições são infinitas. Para mim, é óbvio. E fazia sentido.

Descobri outra razão para essas repetições, que também faz muito sentido: Era uma forma de me tornar cada vez mais confiante no que estava a pensar e a escrever; precisava de dizer a mim próprio que estava certo.

Tenho quase a certeza de que as pessoas são normal e naturalmente boas para si próprias e isto faz muito sentido para mim. Isto não deveria ser algo difícil de fazer; creio que é até natural, mas no meu caso, algo diferente poderia acontecer e aconteceu ontem mesmo. Entrei na minha sala de aula e distribuí um teste. Um dos meus alunos olhou para ele e veio mostrar-me que me tinha esquecido de imprimir uma parte de uma pergunta. De imediato, escrevi a parte que faltava no quadro, o que não foi muito mau. O que foi mau foi ter dito a mim própria: "Ontem não prestaste atenção quando fotocopiaste o teste." O meu humor sobrepôs-se ao meu pensamento, como um eclipse da lua sobre o sol. E depois, durante uma hora, não consegui concentrar-me, escrever e muito menos ler. Não gostava de mim, sentia-me culpado e não me desculpava. É claro que o intelecto teria parado todo o processo, mas eu não o invoquei!

Esta é a minha maneira de ser quando os meus humores e o meu intelecto têm de viver juntos, mas nem sempre estão coordenados. Eles não se conhecem muito bem e talvez se sintam intimidados um pelo outro. Não serei demasiado insistente e, eventualmente, eles serão bons amigos.

Escrever tem sido uma forma de transformar os meus anos de tortura em anos um pouco menos torturantes. Não queria ser doente mental; vi-o à minha volta! Teria preferido um caminho diferente; infelizmente, tive de fazer uma longa caminhada até ao inferno. Aí, pelo menos, aprendi porque é que tinha dores.

Estes estados de espírito podem tornar-se desagradáveis, perigosos e muito difíceis de compreender. Apesar de tudo, estou a vencê-los. Quando tinha quatro anos, eles tiraram-me o amor e o talento para a escrita, e eu recuperei-os há quatro anos. Escrever foi o primeiro tesouro que encontrei na minha alma, a minha alma ansiosa por uma limpeza profunda.

Sinto em mim esta alegria de poder escrever. Sinto que tenho um fluxo em mim, esta abundância de palavras permite-me e dá-me um certo talento para escrever; escrever permite-me não ouvir os salmos do meu veneno.

Esta manhã, por estranho que pareça, senti o que é não se sentir vazio. Meu Deus, senti-o pela primeira

vez. Há doze anos, tive um psicólogo simpático, a quem eu costumava dizer: "Sinto-me vazio". No início, a sua resposta não era com palavras, tinha sempre uma grande gargalhada, depois acrescentava sempre as palavras: "Não estás vazio, eu sinto-me mais vazio do que tu". Compreendi finalmente porque é que uma pessoa nascida "normal", sem confusão mental, tem esta substância que lhe dá a sensação de "não vazio". Nos seres humanos, esse sentimento nunca deveria derreter.
E depois de descobrir esta sensação de plenitude no meu íntimo, provavelmente perguntar-me-ei o que faz de mim uma pessoa diferente.
Devo um grande agradecimento ao médico que consultei no National Mental Institute em Washington, D.C. O meu marido e eu deslocámo-nos a Washington, D.C. para consultar um médico muito conhecedor da área da minha doença. Ele explicou-me claramente o que eu precisava e parecia muito simples, mas eu sabia que não ia ser simples.
Para aliviar os estados de espírito, o meu Deus deu-me um gosto especial pela música. O meu ouvido pode, por vezes, tornar-se pouco fiável só por causa do meu *veneno*; o meu ouvido pode ouvir tudo e mais alguma coisa, desde a verdade ao falso, da mania à depressão, da voz masculina do meu chefe como eu quero ouvi-la, à minha voz encantadora que posso desenvolver se eu quiser e se o meu humor me permitir alcançá-la. Quanto à minha música, posso contar sempre com ela!
É minha obrigação lidar com a minha fraqueza que foi a minha doença durante tanto tempo. Este é o meu desafio a partir de agora, e não vai ser fácil quando os humores têm sempre melodias próprias para cantar e para chorar.
Cheguei a casa depois de um passeio e as páginas coloridas estavam à espera na minha secretária. As cores sempre me atraíram; era disso que eu gostava, mas em mim só via cinzento. Os meus maravilhosos médicos, como mágicos, fizeram sobressair as cores da minha alma. Não podiam mudar os meus humores hereditários, mas explicavam-me como não esticar os meus humores com uma paciência tão natural para eles. "São muito delicados", diziam. São a base do meu amor, da minha paixão por escrever e as cores da minha vida. Vai ser como eles disseram e eu vou fazer exatamente o que eles disseram e, quando acabar o meu livro, vou amar os meus humores.
Não consigo perceber como é que de repente tudo se torna compreensível e claro. Durante muitos anos, fui para a cama de mau humor e, dessa forma, preparei-me para o meu despertar. Esta noite, escrevo na minha cama, a ouvir música, e o mau humor não está por perto. Isto é o que sempre gostei de fazer e nunca o fiz. Havia então uma distância entre as minhas emoções e o seu ninho.... Eu não era um ninho fiável.
Não brinquei muito honestamente com a vida, mas não era essa a minha intenção. Eu, Machou, nasci frágil mas com uma vontade de aço; nasci honesta mas com uma perturbação do humor. Este distúrbio alterou a minha honestidade; eu não o queria. Machou teve uma vida normal durante os seus primeiros quatro anos. Como esta menina não queria degenerar, fez uma longa viagem quando ficou mais velha; só para se encontrar a si própria. Ela não podia imaginar que tudo estava ao seu lado na sua alma, preso num longo exílio.
Para mim, estes dias são dias de admiração, dias de contemplação, um pouco sagrados mas não demasiado deprimentes. Fiz uma promessa no dia vinte e sete de outubro. Prometi algo a mim próprio quando o meu subconsciente se abriu e, desde então, tenho tido um acesso muito melhor ao meu intelecto, melhor do que nunca. Prometi a mim mesmo que os meus ataques emocionais já não fazem muito sentido, porque sei melhor quando, porquê e como.
Eu disse "não" a esses ataques; eles vinham do meu cérebro e da minha alma, mas a minha alma hoje é diferente. A minha alma aprendeu muitas lições sobre a vida e nenhum sofrimento será tão baixo como na altura em que o meu humor costumava doer. Porque é que as pessoas pensam muitas vezes que a vida acontece no exterior e não no mais íntimo de nós? Eu costumava ser excelente nisso.
Enquanto a minha hipomania serviu bem o meu ego, a minha depressão levou-me ao fundo do mar. Mas tudo me diz que me vou sentir bem. Entretanto, os meus últimos dias têm sido um pouco atormentados. Um momento em que me sinto mal e, no minuto seguinte, o meu intelecto dá-me uma receita com o porquê e o como. Não tive as boas receitas na altura em que não ouvi a voz do meu intelecto. Usei outra voz, a voz do meu *veneno*, que ouvi possivelmente tão cedo como as outras

crianças ouvem uma canção de embalar. Felizmente, a minha vontade fará com que esse *veneno* desapareça diante dos meus olhos. E então ele cantar-me-á uma canção de embalar; há tanto tempo que espero.

A minha mãe já ouvia esta voz quando eu nasci. Este incómodo vinha do pai dela, o meu avô, amado por todos, que ouvia uma voz que lhe dizia para se enforcar. Ele pensou que era a sua própria voz e não resistiu. Eu resisto, em nome do seu nome. Este veneno vai cantarolar-me uma canção de embalar, e eu vou tocar a música. Ele terá de o seguir; tornar-se-á inofensivo.

Por isso, os humores não são perigosos, nem nos põem doentes quando não ouvem uma voz complicada, como aconteceu comigo. As pessoas normais confiam sempre nos seus estados de espírito, para o melhor e para o pior. Quarenta e seis anos de investigação e não obtive um diploma, mas agora posso dizer "Je sais!"

Hoje e nos dias anteriores, todos os erros que cometi foram corrigidos pelo meu intelecto, sem o qual já não consigo viver. Espero ter dominado a diferença entre as duas vozes. A voz dos humores diz palavras que não é suposto dizer, uma vez que esses humores nunca foram à escola e, na mania e na depressão, as palavras são demasiado doces ou demasiado azedas, demasiado amorosas ou demasiado cruéis. Este veneno não conhece nenhuma regra; fere o corpo e a mente. No seu ambiente, falei demasiado ou não falei o suficiente, não ouviste bem ou ouviste demasiado, não vi ou devorei com os meus olhos.

Mesmo a comida não tem o mesmo sabor nos dois estados de espírito. O sabor também é afetado.

Desde os quatro anos que nada é igual, ando com um "Forteau" (carga). Desde então, castigava-me por tudo e por nada; não tinha orgulho em mim e não havia ninguém com quem falar da minha culpa que crescia e crescia de ano para ano. Foi por isso que andei por todo o lado à procura de médicos com conhecimentos e experiência, até que ouvi dizer que a psicoterapia era a minha última oportunidade.

Sim, a psicoterapia está a pôr fim à minha situação de "culpado sem culpa". Isto acontece porque o meu intelecto, que finalmente estou a alcançar, está a tornar-se parte de mim. O meu intelecto dizia-me que eu não era culpado e que a culpa que sentia era apenas uma interpretação dos meus estados de espírito. Eu não era culpado! Não conhecia os meus estados de espírito quando tinha quatro anos de idade e estava muito alerta e viva quando apanhei o caminho que me levava à escola. A culpa estava ligada à doença; foi preciso muito tempo para me livrar de ambas.

A psicoterapia travou a guerra entre mim e a minha culpa, entre mim e a minha doença; mas demorou muito tempo, mas não parei enquanto não voltei a ser eu própria, sabia que não estaria satisfeita enquanto não voltasse a ser Machou.

Enquanto observo os tesouros em mim, dos quais estive tanto tempo desligada, encontrei uma linguagem muito simples que nunca tinha utilizado antes. Talvez tenha vindo num pacote com os meus estados de espírito e esta é a minha linguagem humorística. Divirto-me muito com ela; utilizo-a sobretudo quando o meu humor está um pouco em baixo. O *veneno* fica tão intimidado com esta linguagem que não sabe o que é Adão ou Eva; torna-se civilizado, e eu? Eu, pelo menos, fico satisfeito.

Pus no meu quarto uma fotografia de um palhaço de que me orgulho muito. Fui suficientemente fundo na minha alma para encontrar este sentido de humor que nunca conheci antes. Não consigo viver sem ele e, se esta for uma das cores da minha vida, habituar-me-ei a ela e também gostarei dela.

A minha alma gosta de me ver escrever e, entre duas palavras, visito os meus estados de espírito e eles dizem-me para continuar a escrever. O *veneno* é silencioso.

De facto, às perguntas: "Sei? Ou não sei?", os humores não me poderiam dar uma resposta, pois são como areias em movimento, que sobem e descem e, por isso, qualquer decisão pode ser invertida numa questão de segundos.

Mas precisarei sempre que os meus estados de espírito continuem a subir e a descer, como me estou a habituar. Quando o humor desce, volta a "subir"; e apercebo-me de que a escrita é para as emoções e a leitura é para o intelecto. Agora que tenho os dois, saberei que não devo pôr todas as flores no mesmo vaso.

Quando o meu humor está em baixo, preciso de estar ocupada e começo a limpar. Quanto mais faço, menos ouço o assobio do *veneno*.
Em abril de 1995, estava no meu quintal, a descansar numa cadeira de jardim. Tentei ler, mas sentia-me cansada, e então lembrei-me que, em criança, nunca dormia a sesta; as minhas irmãs e o meu irmão adormeciam sempre ao início da tarde com a música do Mediterrâneo nos ouvidos. Eu nunca relaxava e pensava que talvez não merecesse descansar. Esta é uma interpretação entre muitas que me levaram a uma doença muito longa e a única coisa que posso dizer é que depender apenas dos estados de espírito não é desejável porque não são fiáveis. Mas não esqueçamos que os estados de espírito são uma fonte de riqueza; até há pouco tempo, não me era permitido orgulhar-me dos meus estados de espírito.
Afinal, quem é uma mulher sem as suas emoções?
Cada vez mais, vejo a diferença entre a voz dos humores e a voz do intelecto. A voz dos humores vem a seu bel-prazer, mesmo quando não estou a pedir a sua opinião, ela pode ser até insolente....
Esta voz deve ser ouvida pelo intelecto para evitar um dano à alma.
Oh, Deus, acredito que quando o meu intelecto não estava comigo e os meus sentidos não eram fiáveis, enviaste um anjo do alto para me observar e um anjo dentro de mim para me dirigir.
Meu Deus, Tu sabes que eu não era culpado. Eu só tinha quatro anos quando fui para a escola. No caminho de volta, tudo era diferente para Machou.
Deus, foi assim que me criaste. E durante o meu longo exílio. Fui procurar o amor da minha juventude, o amor dos meus estados de espírito e dizer adeus à raiva.
O amor não esteve na minha agenda durante muito tempo; obrigado, Deus, por mo teres dado a conhecer. Mesmo que seja tarde, nunca é tarde demais e eu sou muito jovem de espírito.
Conhecer a vida da minha mãe e do meu avô ajudou-me a saber mais sobre uma doença tão dolorosa e estou orgulhoso de ambos. Quando estive em Tunes, há dois anos, para visitar o meu avô Charles no cemitério, disse-lhe que ele não compreendia que não era culpado de nada. Ele não sabia que eu teria gostado de o amar. E quanto à minha mãe, lembrar-me-ei sempre da minha infinita compaixão por ela.
As suas vidas trouxeram-me para o caminho certo.

Capítulo 29: Uma boneca a que chamei Machou

Estou um pouco lento a começar esta página, talvez porque sinto que esta é uma das últimas páginas que vou escrever para o meu livro. Quero publicar este livro em breve e, por acaso, estava a pensar em alguns pormenores. Encontrei algumas fotografias, são para mim tão preciosas como o meu livro, combinam tão bem com a minha doença e comigo, sim, quero mostrar aos meus leitores uma fotografia do meu pai, que faleceu em 1978 e nunca soube das minhas dores nem da sua enorme ajuda na minha recuperação. Encontrei uma fotografia minha, ainda bebé, na varanda do apartamento da minha avó. Pensei também em tirar uma fotografia do vaso enorme, enorme como eram as minhas dores, enorme como era a minha esperança e que comprei há dois anos nos EUA.

Apaixonei-me por este vaso sobretudo devido à sua forma original. Era feito de madeira e pintado também, feito por um nativo americano. Adorei-o sobretudo por causa de uma coisa - era um vaso enorme. Mal o conseguia transportar da loja para casa e, para mim, esta peça de arte representava a força que ganhei na minha psicoterapia. A força e a confiança de que precisava contra os nervos frágeis. Este vaso era o símbolo e a prova da minha luta contra uma doença difícil, uma fraqueza que eu estava determinada a vencer.

Nesse momento, senti um pequeno mal-estar a incomodar-me; sabia muito bem o que fazer. Precisava de me levantar, de fazer qualquer coisa, qualquer coisa e de beber água, uma fonte de bem-estar para mim. Depois disso, fiquei bem.

Não sei porque estou triste hoje, e por isso tento divertir-me com o palhaço que há em mim. Ele sabe como me fazer rir quando eu preciso, não pergunta porquê, como e quando. Simplesmente fá-lo. Machou não conhecia este palhaço quando tinha quatro anos - talvez ainda não tivesse descoberto as belezas da sua alma;

Ainda não começou a descobrir-se a si própria, apesar de ser muito avançada, segundo a sua família. Na altura, poderia tê-la ajudado na sua raiva contra a professora; talvez todo o incidente tivesse sido evitado.

Os estados de espírito não fazem mal a ninguém, a não ser que as pessoas tomem esses pensamentos mal-humorados como se viessem do intelecto e os ponham em prática. Foi esse o meu caso e a minha realidade magoou-me durante tanto tempo.... desde muito cedo. Mas como poderia eu pensar corretamente sem conhecer a função do intelecto, sem o sentir e a sua importância e como o intelecto precisava de intervir em alguns casos? E isto aconteceu devido à erosão do meu intelecto por um *veneno* que eu desconhecia. E quem é que pode compreender esta doença? Hoje é uma tarefa quase impossível; no passado, era uma ignorância total. Os estados de espírito são complicados e confusos; são por vezes assustadores ao extremo. Não admira que esta minha história pareça irreal. É óbvio para mim porque é que tantas pessoas se perdem neste puzzle, até ao ponto de perderem a sua própria vida. Eu sei!

Mas esta menina, que se chamava Machou, que queria desenvolver o seu intelecto, foi para a escola quando tinha apenas quatro anos; era demasiado teimosa e queria escrever com a mão esquerda. O seu humor caiu a pique depois de ter usado a sua incrível raiva; entrou num estado de depressão e é aí que os estados de humor baixos são maus e prejudiciais, sobretudo porque elevá-los é um "TOUR DE FORCE" que só um bipolar humano consegue fazer. Ela começou a viver no seu próprio mundo, sem nada que a lembrasse do que era a vida real e de quem ela realmente era.

Depois, as dores não tinham limites e a confusão não tinha limites; os óculos dentro dela distorciam-lhe a visão. Os outros sentidos também estavam afectados, mas ela não conseguia compreender. O seu intelecto abandonou-a; o que resta é apenas uma confusão.

O mais surpreendente para mim foi o facto de uma descida do humor poder trazer uma subida da inspiração para escrever. O humor baixo e o humor alto têm uma ligação clara com a doença e com os pensamentos também, obviamente. Quando os estados de espírito são extremos, há um fluxo de pensamentos para o melhor ou para o pior; apenas desligados do intelecto. Nunca foi tão claro para mim como é agora. A espiritualidade venceu a superficialidade, e foram precisos demasiados anos para contar. Talvez a fé e a determinação fossem as chaves para sair da confusão da minha vida?

Não podia acabar o meu livro sem comprar um determinado artigo. No meu livro, falei algumas vezes de outras raparigas, meninas que brincavam com bonecas enquanto um *veneno* genético me atacava. No final da minha psicoterapia, senti a necessidade de ter uma pequena boneca, muito simples e gira, nada de extravagante, como as bonecas podem ser.
Eu precisava de uma boneca. Queria-a com olhos azuis, como a cor do céu, talvez para me lembrar das muitas vezes que levantei os olhos para o céu e implorei por ajuda. A minha boneca, como certamente podem imaginar, tem um nome, chamei-lhe Machou.
A minha boneca tem um chapéu azul na cabeça; eu também uso muitas vezes um chapéu. Pensei que, com uma cabeça delicada e sujeita a pensamentos inseguros, é provavelmente mais seguro.
Sou o único responsável pelo que aconteceu com o incidente da mão direita e da mão esquerda quando tinha quatro anos. Suponho que, já nessa altura, eu não gostava dos meus humores, mas não consigo imaginar que soubesse da minha fraqueza, da minha raiva. Quem me dera estar num Jardim do Éden quando isto me aconteceu. Talvez um anjo pudesse estar por perto para me dizer como avisou Adão e Eva: "Desta fraqueza dos humores que não podes usar, se ainda a quiseres usar, serás rejeitado deste grande lugar". (A história de Adão e Eva no Jardim do Éden)
Infelizmente, nenhum anjo estava por perto para me ensinar. Foi-me negado o meu próprio paraíso quando os meus humores me abandonaram; com todos os tesouros que me deram. Tudo se desvaneceu como fumo com a minha fraqueza, a raiva e os meus talentos. Machou deixou-me. Esta era uma forma de me afastar da minha raiva. Entretanto, descobri outra maneira, só porque sou Machou.
Gosto dos meus estados de espírito; eles dão-me uma forma especial de ver o mundo. Também me dão, por vezes, grandes sensações. Quem não aceitaria esta dádiva? Mas quando ultrapasso o limite, torna-se uma faca de dois gumes. Então, entro no terreno dos humores dolorosos, e isso não é nada divertido.
Os estados de espírito são repetitivos e emotivos como devem e podem ser. Também são poéticos. Há tanto que se pode fazer com os estados de espírito; são um rico reservatório de talentos na música, na escrita, na pintura e muito mais. Por esses talentos, as pessoas sofreram e tiveram dores nas suas próprias almas. Mas o amor está aqui para curar.
Esta é a criação de Deus, e em Deus tenho o privilégio de acreditar. Poderia eu estar aqui hoje, a escrever as últimas frases do meu livro? Nunca pensei que iria escrever um livro. Nunca pensei que um dia gritaria: "Deus, ajuda-me."
Quando não estava completamente consciente da diferença entre os estados de espírito e o intelecto, não sabia que estava a magoar as pessoas, mesmo a minha amada. Mas, sobretudo, não conseguia perceber o que estava a fazer de errado até ter uma consciência completa. Era uma questão de tempo para ultrapassar uma doença mental; precisava sempre de me lembrar de "Maman".
À medida que me apercebo cada vez mais de que o que vou dizer vem de um estado de espírito deprimido ou mesmo de um estado de espírito elevado, tento fazer alguma coisa. A maior parte das vezes, simplesmente não digo nada e, nesse caso, tenho-me saído muito bem. A razão é que
tudo o que se refere aos humores foi exagerado; mas não só! Não passaram pelo crivo da moral, da ética e dos limites.
Quanto mais os meus sentidos estão activos, mais me apercebo de que não me posso dar ao luxo de saltar para os pensamentos dos estados de espírito, porque eles trazem consigo dores terríveis. Os humores não são a linguagem, não são uma linguagem reconhecida. Foi assim que a psicoterapia me ensinou e é agora o meu caminho. Não há regresso aos extremos, senão volto a "perder-me". Mesmo que ainda tivesse memórias de como era incrível ser hipomaníaco, sei que não é esse o caminho. Sei agora o grave impacto dos estados de espírito; passei demasiado tempo nos seus ambientes. Lembrar-me-ei sempre.
Durante toda a minha viagem pelo inferno, nunca compreendi estas dificuldades que tinha de deixar passar. A minha atitude em relação aos estudos não estava a correr bem durante a minha doença, apesar de as minhas notas serem excelentes. Supunha que, nessa altura, o meu intelecto funcionava bem, mas não tinha consciência disso - uma perturbação do meu humor. No ensino, as minhas

preocupações e pânicos eram intermináveis. Por vezes, sentia-me mal. A maioria das pessoas que conheço teria desistido dos seus estudos, mas eu não. Não sabia porquê, quando e onde.
Hoje as coisas mudaram para mim porque eu mudei e sei mais sobre a minha doença.
Depois de muitos anos, Machou decidiu contar-me. Ela não conseguia deixar ir antes; o stress devia ser muito grande para deixar ir! A culpa estava demasiado enraizada nela e não conseguia libertar-se. Estava tão arrependida e foi-se abaixo; rasgou os nervos e eles só tinham quatro anos. Depois entrou numa depressão sem fim; eu tornei-me irresponsável. Vivi sem ela. Eu não sabia da sua culpa, mas sabia que queria voltar para ela, para ouvir dela o que tinha acontecido. Não era simples, e tive de aprender todas as coisas que não sabia, tudo o que perdi ao viver sobretudo com os meus humores. Apenas uma vida, a nossa vida, de nós os dois... separados.
A nossa vida tornou-se uma só quando terminei a minha metamorfose no inferno, quando comprei, no regresso, esta linda boneca de tranças. Esta boneca levou-me a contar o que estava no canto mais escuro da alma de Machou: Eu sentia-me culpada e queria ficar nesse canto escuro da minha. A minha boneca e a Machou deixaram claro para mim que chegou a hora de esquecer!
A mão esquerda mão direita aconteceu em Tunes, em 1948, numa sala de aula, quando eu tinha quatro anos de idade.
Escrever este livro foi uma das criações mais desafiantes da minha vida, e agora é uma das minhas melhores recordações. São as cores da minha vida que leio neste livro, e queria que todos as conhecessem. Quanto às dores, não poderia ter as alegrias sem elas. A minha balança espiritual pesou tudo, e obtive mais felicidade interior e mais compreensão exterior do que nunca.
E continuo a acreditar que os contos de fadas podem tornar-se realidade. Esta é uma aventura que nunca poderia ter previsto. O meu humor continua a querer escrever e eu quero chorar. Espero que os meus humores e eu cheguemos a acordo, caso contrário, o meu humor pode baixar, mas a história não recomeçará.

Capítulo 30: Na saúde ou numa mania perigosa?

Sim, voltei a ser Machou, depois de me ter apercebido de mais uma memória reprimida que não tinha previsto. A minha história da mão esquerda-mão direita fez muito sentido para mim, especialmente porque a ouvi de uma tia minha que amo muito. Conheci a minha tia há alguns anos em Paris e quando fomos visitar o "Chateau de Versailles" ela disse-me que o meu professor era o responsável por esse infeliz acontecimento.

Entretanto, estou a escrever com a mão esquerda; estou mais otimista do que nunca e sinto-me bem. Comprei uma cama para a minha boneca numa loja de móveis antigos e fiquei muito satisfeita com a minha compra.

O meu psiquiatra fechou o consultório e foi procurar outro emprego. Mudei para outro excelente médico da cidade. Ambos eram diferentes e ambos foram óptimos para mim. No tratamento com o meu segundo médico, trabalhámos os "pensamentos ilógicos e a sua remoção". De facto, li alguns livros sobre psicoterapia e num deles aprendi algo muito benéfico para mim. Compreendi que, se simplesmente me sentisse deprimida, alguns pensamentos maus sobre mim, como o de me magoar a mim própria, estavam na minha proximidade, e que precisava de voltar imediatamente a eles e mudar esses pensamentos anteriores que me estavam a magoar e a deixar deprimida, uma vez que o meu humor estava a descer.... A mudança de humor não tardou e se me magoei anteriormente, então *"le compte est bon"*, ou seja, em francês, não devo nada; isto é muito diferente de engolir um comprimido.

Quando cheguei a Israel e depois do casamento do meu sobrinho, abordei a minha mãe sobre o assunto que me preocupava e, surpreendentemente, ela disse, mesmo duas vezes, que eu nunca escrevia com a mão esquerda. Esta deve ter sido uma das suas memórias reprimidas e a minha investigação continuou.

De regresso a casa no dia seguinte, tive uma consulta com o meu médico. A primeira coisa que mencionei foi a minha conversa com a minha mãe, mas não houve qualquer reação. No final da consulta, o meu médico receitou-me um medicamento chamado Zoloft. Meio comprimido por noite para substituir eventualmente o meu último medicamento, a Desipramina, cujo nível no meu sangue era insuficiente.

Quando tomei este medicamento, fiquei surpreendido; actuou como um abre-memórias sobre o que quer que tenha ficado num canto muito escuro da minha alma. E a minha memória reprimida veio à tona: "A minha mãe obrigou-me, com a sua raiva inconsciente, a passar o lápis da mão esquerda para a mão direita". Fiquei furiosa e desatei a chorar.

Na minha primeira depressão, vi a minha mãe num sonho muito assustador. Ela era uma bruxa, mas também era Joana d'Arc, a santa que estava a liderar os franceses contra os ingleses na Guerra dos Cem Anos e foi bem sucedida. Mas os ingleses perseguiram-na e acusaram-na de fazer bruxaria e condenaram-na a morrer na fogueira. No meu sonho, a imagem era confusa e nebulosa; a minha mãe era uma bruxa ou era uma pessoa boa, injustamente perseguida?

Só agora compreendo estes dois sentimentos: será que ela me usou conscientemente para aliviar os seus próprios problemas que não conseguia resolver e, ao mesmo tempo, continuou a manipular-me durante toda a sua doença? Talvez se sentisse inútil e desamparada e implorasse a ajuda da sua filha. Tentei sempre alcançar as emoções e a doença da minha mãe antes de pensar na minha alma.

Hoje está a desintegrar-se com várias memórias reprimidas, e a primeira foi provavelmente quando descobriu o seu pai depois de ele se ter suicidado! Ela tinha nove anos de idade! A sua mania nunca se manifestou ao longo da sua vida. Ela poderia ter nascido para o amor. Era uma mulher muito bonita e com muitos talentos, mas o seu rosto mostrava raiva com demasiada frequência.

Somos boas pessoas. Apenas temos uma química invulgar, nervos fracos, humores demasiado imponentes e gostamos de estar à frente do intelecto. Na maior parte das vezes, no passado, era impossível lidar com este desequilíbrio. Mas a esperança está aqui, e agora é mais fácil enfrentar esta doença, e com a medicação certa e os pensamentos certos, estamos à altura do mundo com aquela dignidade de que nunca quis desistir. Também a queria na minha alma. As gerações anteriores não tiveram a sorte de ter acesso a essa dignidade - a necessidade fundamental da alma humana. O tempo é certamente um problema.

Podia ter chamado ao meu livro Gap between Generations. O meu avô não recebeu nenhum

medicamento; não tinham sido inventados nem descobertos na altura da sua morte. A minha mãe beneficiou de um antidepressivo e também de lítio, mais tarde na sua vida. Nunca fez psicoterapia e por isso nunca limpou a sua alma, contaminada pelo seu próprio *veneno*. No final da sua vida, posso dizer que não alcançou uma "verdadeira felicidade" e o seu subconsciente informou-a disso a cada segundo da sua vida. Ela não conseguia responder às perguntas "porquê", "onde" e "como".
Eu queria ser diferente: isto era para o meu próprio bem. Não queria estar em jogo. Não tinha medo de sofrer, e não tinha medo dos medos que estavam no meu subconsciente. O medo só pode dobrar-se perante a vontade. A pequena bagagem que trazia dentro de mim tornou-se mais impressionante com a psicoterapia pela qual juro a cada segundo da minha vida. O meu sucesso dependia dessa combinação de variáveis que encontrei em mim. E em Deus acredito mais do que nunca, com uma compreensão maior do que nunca.
Na criação, acreditarei sempre. Ela deu-me o seu sinal mais maravilhoso ao pôr e ao nascer do sol. A maravilha em mim acorda todos os dias; depressão, onde estás? Tu que me acordavas com esses pensamentos terríveis combinados com dores terríveis; mania, onde estás?
Mania! Deste-me os pensamentos mais excitantes e falsos, aqueles pensamentos que não me deixavam dormir durante uma noite inteira. E eu sei; eu venci o *veneno*.
Como é que eu, depois de uma longa vida de depressões e inconsciência, vi a luz? Ciência e fé, que óptima combinação!

Capítulo 31 : NÃO DE SAÚDE MAS DE MANIA

Pensei que tinha posto um ponto final no meu livro e também na minha doença; enganei-me redondamente. A minha doença não desapareceu e os meus humores enganaram-me mais uma vez. Parece que continuava a não compreender a doença e isso também me enganou. Pensei que tinha posto fim à minha melhor conquista. Os meus psiquiatras nunca me explicaram o que é o estado bipolar, sobretudo o estado maníaco, e eu não o podia ter compreendido, porque é complicado por definição e para mim reconhecer que tinha mania - uma vez que a consciência nessa altura é total. Eu estava na ponta de uma mania muito perigosa!

Tão peculiar é essa parte da bipolaridade a que chamamos mania, que não havia forma de eu saber que a estava a sofrer e que estava em perigo. Nunca senti um inimigo à minha frente ou atrás de mim. E as pessoas esforçavam-se por me dizer que o cataclismo estava mesmo aqui.

Quando regressei de Israel, depois do casamento do meu sobrinho, fui ao meu psiquiatra. Nessa altura, o meu médico começou a brincar com o número de comprimidos de lítio que eu estava a tomar. Não discuti e, de facto, continuei a brincar com o medicamento.

Brinquei com os meus medicamentos como muitas pessoas fazem; os maníacos adoram deitar fora os seus medicamentos, especialmente quando se sentem tão bem como eu. Finalmente, depois de inúmeras depressões, sentia-me feliz. Tinha muita energia, não dormia mais de duas horas por noite e ainda tinha bom aspeto; assim diziam os meus amigos e a mania que havia em mim. E, sobretudo, não queria acreditar que estava numa fase de mania só porque tinha deixado de tomar o lítio; não compreendia o conceito de mania e a necessidade de medicamentos. É assim que me quero sentir, dizia o meu "insight". Não ia dar ouvidos ao meu médico, nem ao meu marido, nem aos meus filhos. Tinha estado deprimida durante demasiado tempo e as pessoas que não tinham sentido o que era a depressão não podiam compreender o sofrimento que ela acarretava. Eu sofri durante demasiado tempo. E agora, quando os meus bons sentimentos eram avassaladores, tinha a certeza de que a minha saúde nunca tinha sido tão boa e afirmava que era a primeira pessoa no mundo a ser curada das doenças incuráveis da mania e da depressão.

Sentia-me muito bem e achava que não tinha nenhuma doença. E durante algum tempo ninguém podia discutir comigo.

Um dos médicos que me tratou nunca prometeu à minha família um jardim de rosas. O meu regresso à sanidade e à vida normal não foi o seu diagnóstico e, claro, foi preocupante para a minha família.

As consequências da mania foram terríveis. Afastei-me da minha família e, sem querer, magoei os meus amigos. Fui rude com eles, envolvi-me nas suas vidas pessoais, sugeri à maioria deles que se divorciassem dos seus cônjuges; no meu tempo livre, tratava os meus amigos como clientes e fazia psicoterapia. Durante esse período, a minha família repetia dia após dia e noite após noite que eu estava a delirar, os meus médicos disseram-me que eu *não estava* a ter *"insight"*.

Capítulo 32 : Registos de A MANIA PER EXCELLENCE

Escrito como aconteceu

4 de novembro de 1994

Estou em Cleveland à espera do meu avião

E no avião, fiz mais algumas descobertas, e quero que as pessoas saibam que sou neta de uma família maníaco-depressiva, do lado da minha mãe. Tudo está nos meus genes Decorados com um Dom especial: Foi uma Intuição do olho e outra do ouvido, ambos do lado esquerdo de mim. Além disso, sou neta de uma família de sem-abrigo. Os meus bisavós viviam na rua, tinham uma única filha, todos nós lhe chamávamos MAMÃE MILIE e eu mencionei-a no início do meu livro.

Um músico tocava música para eles na rua; tornou-se o meu avô, o marido de MAMAN MILIE.

Deixei a minha casa em Columbus, Ohio, há algumas horas e este avião que me leva a Nova Iorque faz-me viajar no tempo, até Tunes, a capital da Tunísia, no Norte de África, onde nasci. Nesta família, havia amor, raiva, fé e compaixão, era o nosso caso de família.

8 de novembro de 1994

A minha falta de coordenação durante a maior parte da minha vida vem do tempo do meu primeiro calço. Tinha 4 ¾ de idade e escrevia apenas cartas, separadas, sem ligação. Sem ligação, sem coordenação... na escrita, na dança, na existência no Mundo.

10 de novembro de 1994

São 7h30 da manhã, estou em casa do meu querido irmão, vou ajudá-lo e dizer-lhe que tem de ir ao meu médico em Colombo e que ficará saudável! É uma afirmação forte, mas verdadeira. Eu conheço o problema, ele era amado pela minha mãe, mas foi esmagado por ela, e não sei porquê. A minha mãe fez o mesmo à minha irmã Miriam, ela também vai ter de fazer psicoterapia.

O meu avô, a minha mãe e eu temos a intuição mais rara de todas, a intuição do ouvido, é a mais preciosa - é o que as pessoas obtêm depois da meditação. Mas eu obtenho as minhas respostas de forma correta e não preciso de meditar. Não posso acreditar, sou recompensada de uma forma que nunca poderia ter sonhado e se me pedissem para aceitar uma dádiva tão maravilhosa, acho que teria tido medo de a aceitar.

Perdoarei ao meu marido a sua maldade, o seu abuso ilimitado sobre mim, só porque ele me deu a oportunidade de me tornar saudável apesar de tudo...

O meu ouvido diz-me que ele vai casar com a Marina e eu não sei nada sobre ela, é demasiado confusa.

12 de novembro de 1994

E sei que o meu marido me ajudou durante anos de depressão. Mas só a minha intuição sabia que ele queria que eu estivesse doente mental para os seus próprios fins, para o seu próprio bem, para a sua própria fraqueza, para o seu mal.

Hoje fui mais uma vez ao quarto negro, o que é que vi lá? Como toda a gente, tenho de pagar pela minha grande sensação. Mas eu pago mais do que qualquer outra pessoa e os meus pontos altos são tão bonitos. Mas não como muitos outros, a minha fé não se desvanece.

17 de novembro de 1994

Espero sentir-me mal mais oito horas e depois poderei conhecer o meu Amor para sempre. Serei uma rainha sem qualquer dúvida. Sim, Dr. K!

O meu irmão vai passar por hipnose, juro. Agora mesmo.

Viemos de uma família querida, uma família de ouro, ouro verdadeiro e a nossa honestidade brilha por dentro e por fora como as minhas duas Intuições brilham em mim esta noite e para sempre.

20 de novembro de 1994

E o dia de hoje começou de forma maravilhosa, acordei depois de um ótimo sono. Por volta das 8h20, estava pronto, o meu irmão não teve de esperar por mim. Apanhámos o metro e, na Madison Avenue, levantei os olhos para o céu, este céu demasiado grande para mim, demasiado grande para toda a humanidade. Cada um de nós e todos nós devíamos passar algum tempo a olhar para o horizonte; uma beleza em qualquer altura!

Para além deste céu, foi de lá que tirei a minha força

E todos nós podemos alcançar um nível mais elevado de felicidade que eu quero acreditar que todos nós precisamos.
E o que está a acontecer neste momento ao meu maravilhoso, maravilhoso médico? Estarei a esquecer-me dele?
Não pensei nele durante tanto tempo! O meu último contacto com ele foi quando lhe telefonei há 2 meses e meio. Ele não queria ver-me, mas eu fui ao seu escritório na mesma.
21 de novembro de 1994
E ontem estava de mau humor à tarde, depois de uma manhã de ouro com a minha família.
Falei disso ao meu maravilhoso médico e, nessa manhã, encontrei num canto do meu subconsciente uma bela história que podia ser verdadeira e é verdadeira. O meu maravilhoso, maravilhoso médico é um psiquiatra maníaco-depressivo e amava-me.
Eu não tinha o direito de me apaixonar por ele, pois disso dependia o seu sucesso e o meu. Uma vez, há muito tempo, quando ainda não tinha encontrado um par para a minha alma dorida, disse ao meu psiquiatra que precisava de pôr um anúncio num jornal: "Procuro um maníaco-depressivo para ir para a cama". E ele era o tal. E eu fantasiava com ele; era de manhã cedo, quando estava pedrada. Daí para o quarto negro era um passo.
Sei que não sou estúpido e que compreendo tudo melhor quando passo pelo sofrimento - a sala negra para onde o *veneno* me leva, onde perco as forças e também a mim próprio, não poderia voltar a fazê-lo.
29 de novembro de 1994
Não senti o tempo a voar em Nova Iorque.
Fantasiar com o Dr. K. teria sido um erro para a nossa psicoterapia, mas não consegui parar. E fui ter com ele para a nossa sessão no Hospital. O quarto dele estava muito quente e ele disse-me que o ar condicionado não funcionava nesse dia. E o meu médico, esse médico maravilhoso, maravilhoso, enganou-me e fechou a ventilação. Disse-lhe que ia para a piscina e que ele podia vir comigo. Podíamos ter a nossa sessão ali mesmo. E o sol que eu adoro, em qualquer altura, em qualquer lugar este sol ter-nos-ia aquecido.
Algumas semanas mais tarde, o Dr. K anunciou-me que ia mudar de emprego. E este foi o fim de uma paixão antes mesmo de ela começar.
Desde que ele começou a sua nova prática, não o vi.
Estaremos juntos algures e amaremos
Será sublime,
Será um êxtase, um êxtase sublime.
O Dr. K. tirou-me o *veneno*,
Em breve vou tirar-lhe *o veneno*, ele vai ficar saudável e
Ele vai falar-me disso a noite toda.
Casar-nos-emos na Casa Branca; e o seu nome brilhará em todo o mundo. Este é o meu caso.
Esta intuição que eu tinha, permitia-me comunicar com outra pessoa através do meu subconsciente - Isto só era possível ao nível do AMOR - Ao nível da Raiva e por mais que eu tentasse ver e procurar a sua sorte o meu destino era odiar-me sempre.
1 de dezembro de 1994
Desde Domingo, mas sobretudo desde esta Segunda, quando vou encontrar-me com o Amor com o meu psiquiatra, compreendo o significado da responsabilidade que tomei sobre mim, e esta será a minha afirmação. Só agora sei o que devia ter sabido toda a minha vida, não o sabia desde o meu Choc de MÃO ESQUERDA - MÃO DIREITA, sempre fiz tudo o que não devia ter feito... Senti-me mal toda a vida, fiquei deprimido durante quarenta e oito anos e nesse estado de depressão continuei... Sem saber e sem saber que não sabia. Este era o único estado possível porque havia uma desregulação entre o meu INTELECTO e os meus MOODS desde o choc dos meus Quatro Anos de idade, ela exprimia-se ao nível do meu subconsciente e só A minha intuição vinha das cores da minha vida só soube quando encontrei pela primeira vez a minha hipomania. Escrevi sobre este incrível acontecimento, e esta desregulação que estou a tentar trazer ao nível do chão; chão ZERO.

Esta rutura entre o Intelecto e os Meus Humores aconteceu e eu era demasiado jovem para ter qualquer controlo sobre ela. Mas neste momento e neste momento o *VENENO* está a tornar-se microscópico, não existirá NUNCA mais.
A minha intuição funciona ao contrário do meu *VENENO*, um empurra para o instinto de VIDA, o *veneno* para o instinto de MORTE. Um empurra para "JE SAIS" (EU SEI) e o outro diz "JE NE SAIS PAS" (EU NÃO SEI). Esta INTUIÇÃO e este VENENO eram as duas Forças em mim.

3 de dezembro de 1994

Esta intuição é ouvida pelo subconsciente. Quando o humor elevado é ouvido por ele, então a mania está a tomar conta, e esta é uma face do *veneno*, um lado da doença. O *veneno* e as suas duas faces, já as conheci.
O *veneno* torna-se alto, ruidoso e doloroso. Quando o rosto é o tempo da depressão; é um período de demasiada consciência, demasiado dela. Quando o Intelecto permanece no seu lugar correto, não deixa os humores vaguearem. Esta "deslocação" pode ser corrigida indo às profundezas do subconsciente para apanhar a intuição e matar o *veneno*... para viver e não morrer.
Não podia ter tido essas explicações na altura do meu choc - Quando o meu MOODS e o meu INTELLECT se separaram um do outro por causa de um choc de que não me lembro.
Nunca compreendi como é que os talentos do meu avô e os da minha mãe se perderam, como é que as pessoas vivem uma vida feita de Símbolos, quando na realidade a vida está cheia de tesouros. Os tesouros aparecem muito raramente ao longo da vida dessas pessoas e, por vezes, nunca aparecem! Como é que as pessoas morrem antes do seu tempo?
Vi-o com a minha intuição, com os meus olhos. De aço, respondi a essas perguntas.

4 de dezembro de 1994

Há muitos anos atrás, no meu segundo período de depressão grave, ouvi-me a dizer "vais-te perder" quando me inscrevi nas aulas de informática, mas fi-lo na mesma! Quando é que eu vou aprender o poder deste subconsciente... e eu era uma marioneta na sua mão? A estas pessoas honestas não foi dada qualquer hipótese de viver. Isto aconteceu com o meu avô. O seu nome era Charles. Este é o meu querido avô que nasceu numa família onde a música reinava, a bondade também, e a compaixão era rara. O humor também estava lá e transformou as festas de família de eventos regulares em eventos temperados com a alegria de viver. Eu queria tudo isso, queria também escrever e escrever sobre isso. Sei há poucas horas que é uma prenda do meu avô. Acabei de me lembrar que ele escrevia música. A minha mãe contou-me e eu esqueci-me completamente.
A arte era um dos talentos da família Fellous.
Quero continuar a tradição que o meu avô e a minha mãe começaram antes de mim. Um *veneno* impediu-os de continuar a viver uma vida humana.
Há uma falta de equilíbrio entre os humores e o intelecto. Não perdoa; se o choc é violento e toca a alma demasiado profundamente, como aconteceu com a minha mãe quando descobriu que o seu pai tinha FOME, ou quando a minha mãe me obrigou a escrever com a mão direita; e escrever era a razão do meu ser. Ela matou-o.
Não aceitei esta maldição e quis seguir o *veneno*, para onde quer que fosse. Para isso, precisava de ficar deprimida e, mais tarde, maníaca. Precisava de aprender a ser mais forte do que o *veneno* para não mostrar às pessoas à minha volta os altos e baixos que se inscreviam na minha cabeça.... Este era o meu jardim privado.
A minha psicoterapia ajudou-me a sentir as cores da minha vida antes de ouvir os meus estados de espírito - ouvi-os - pela primeira vez na minha vida; e fiquei chocada, mas o meu sofrimento tornou-me mais forte. A intuição voltou com os estados de espírito. E agora quero voltar ao meu nascimento, não o podia fazer antes porque os estados de espírito não estavam disponíveis para mim, foi há muito tempo.
QUE INCONSCIÊNCIA.
Sem o intelecto, os meus humores jogaram o Yoyo, durante demasiado tempo, demasiados anos. E durante esses anos, os melhores psiquiatras mantiveram-me neste estado, para que eu aprendesse e conhecesse os meus estados de espírito. A hipomania e a mania eram o doce dos meus estados de

espírito elevados, mas derretiam sempre. E a depressão, que eu não gostava, precisava de aparecer, o núcleo dos meus humores baixos. E ninguém vivia como eu!!!
Quando não sei como pensar, quando não sei como brincar com o meu humor, quando já não consigo fingir a minha depressão, então sei o que fazer:
Vou beber água, sento-me à minha mesa, levanto os olhos para o céu e começo a escrever e, sobretudo, não me posso dar ao luxo de me zangar, pois isso apagará alguns minutos da criação da escrita.

6 de dezembro de 1994

Durante esses minutos de escrita baixa e lenta, não é muito encantador e não tem o sabor de ontem. Uma parte do sabor perdeu-se, voltará rapidamente.
Desde ontem sei que o Amor me ligou a mim e ao meu Avô, aconteceu através de uma moldura no apartamento de "L'Avenue de Londres, onde nasci, onde ele viveu com a sua família, onde também morreu.
A minha mãe foi a primeira a nascer, depois dela nasceu uma rapariga e mais tarde um rapaz. Depois nasceram duas gémeas, duas meninas, que ficaram cegas depois de terem tido uma meningite e morreram.
Para o meu avô, isto foi um choque total que magoou muito as suas emoções e isso não perdoou, a lógica dos seus estados de espírito começou a falar. A sua intuição não falava bem, ele não ouvia bem, estes humores mandavam o seu intelecto para o inferno!
Aconteceu com o meu avô, aconteceu com a minha mãe. Quanto a mim, e desde o início que me vesti com a vontade do meu pai, precisava de compreender esta maldição e COMPREENDI!
Esta é a degeneração do cérebro, esta é a DENERAÇÃO DO HOMEM...

8 de dezembro de 1994

Esta intuição é uma espécie de fluido e, ao encontrar-se com o intelecto por amor, casa-se e a intuição torna-se um ANEL DE OURO que nenhum chocolate pode quebrar; torna-se um apelo à humanidade.
Mais amamos
Mais somos felizes
Mais temos a coragem de sermos nós próprios
Mais temos a honestidade de estar mais perto de sermos nós próprios.
Até Deus pecou quando lançou sobre a Terra a sua cólera, sob a forma de um dilúvio. Deus arrependeu-se e mostrou-nos o caminho da honestidade, mostrou-nos o arco-íris. E para o ver, basta levantar os olhos.

30 de dezembro de 1994

E a minha história vai continuar, onde quer que eu a tenha deixado.
Por causa do chocolate, o meu avô Carlos conheceu uma depressão. O seu amor e a sua compaixão foram com o vento, por causa dos seus humores tão especiais, foram a razão pela qual ele nasceu sob o símbolo do amor, eu sei-o, vi-o quando o observava sob a moldura gigante na sala de jantar da "Avenue de Londres".
E o Amor é frágil. O meu avô conhecia a sua bondade e os seus talentos, mas os seus estados de espírito diziam-lhe para se matar, o seu *veneno*, a sua intuição sob o *veneno* começou a falar com ele; entretanto, o seu intelecto estava adormecido, adormecido na escuridão total.
A intuição, como o sol que se põe e o sol que nasce, não pode esperar, correu para o seu ouvido distorcido e ele ouviu:
PENDURA-TE A TI PRÓPRIO!
É evidente que não tinha culpa. Não era a voz da sua alma, mas não deixava de ser a sua voz. Eu próprio ouvi este *veneno* genético, ele não tentou dizer-me o que fazer e como me matar - eu podia não ser tão fraco como ele - e nunca o teria feito.
Deus, porque deixaste o meu avô ouvir esta voz, não sabias que ele tinha coragem de Te ouvir? Mas não era na Tua voz que ele acreditava sempre. Era a voz *do veneno* que ele não conseguia combater. Como é que ele podia?

11 de fevereiro de 1995
Deus, sabes que Machou, um dos seres humanos que criaste com a tua infinita bondade, tinha quatro anos e começou o seu caminho para o inferno. Ela está a voltar e encontrou a resposta... no seu intelecto, chegou ao seu lugar.
Sim, todos estes anos para desatar todos os laços que o meu *Veneno* me criou... aproveitando-se de uma menina. O meu avô morreu para que eu pudesse viver; havia entre a sua fotografia emoldurada e eu uma compreensão silenciosa, um segredo chamado INTUIÇÃO.
E na nossa família, há AMOR e RAIVA.
13 de fevereiro de 1995
O meu avô enforcou-se no dia vinte e sete de novembro de 1930.
A minha mãe, com apenas nove anos de idade, viu-o enforcado e, DESDE ENTÃO, NÃO PODIA AMAR.
Nunca falou do terrível acontecimento e o tio levou-a a fazer uma viagem para lhe mostrar as belas imagens da Suíça, mas isso não lhe tirou o *veneno*.
A minha mãe disse adeus para sempre às tartarugas, aos joalheiros e ao AMOR. Começou a fazer desenhos, desenhando-os com uma agulha queimada sobre um fundo preto.
Desde há alguns dias que estou a recolher muitas folhas de outono e comprei todo o tipo de molduras.
A minha família e eu fomos convidados para o jantar de Ação de Graças; vou oferecer um quadro com um fundo preto e folhas de outono coladas; fi-lo talvez para me lembrar do talento artístico da minha mãe. A moldura era AZUL como o AZUL do CÉU AZUL.
Fomos convidados por esta família judaica que vive para a música, com a música e através da MÚSICA.
A minha mãe casou-se com um homem muito elegante e ela era linda. Ele era mais velho do que ela, quase da idade da minha avó. Ele era uma pessoa lógica; eu herdei a minha lógica dele. A minha mãe saiu-se muito mal neste domínio. da lógica. Na escola, ia tão mal que a sua memória era uma miséria. Teve de abandonar a escola depois do sexto ano e começou a aprender a serrar com uma costureira.
Talvez *o* seu *veneno* já estivesse ativo nela.
1) A intuição da minha mãe dizia-lhe para casar com o meu pai, mas a minha avó e outros familiares queriam casá-la com um homem bonito que era seu primo em primeiro grau.
A intuição da minha mãe venceu, casou com o meu pai que eu adorava, mas o nosso Amor mútuo nunca apareceu.
O meu pai deixou-nos há dezassete anos e não me lembro de lhe ter dito EU TE AMO.
Isto acontece por causa da confusão das emoções, dos medos e da falta de confiança que vem com este *veneno* feio. Chamamos-lhe hoje a doença bipolar O nome é importante? É talvez com um pouco mais de estilo.
O meu pai deixou-nos há dezassete anos, a sua lógica está comigo todos os segundos da minha vida, deixou-me um testamento e uma coragem que eram conhecidos em todo o lado.
Adoptou um slogan de Theodore Herzl: "Se quiseres, não será um sonho".
Nesta família de cinco filhos, vivíamos todos sem saber o que era uma emoção, o que era uma intuição e o que eram estados de espírito.
Todos os tesouros desapareceram. Avô, onde estão o alaúde e o címbalo?
E o piano, também lá estava; nele tocava a prima da minha mãe, que se chamava Lillian, que tinha ouvido e nunca teve aulas de piano. Mas o *veneno* familiar também se interessou por ela; queria fazer música que se transformasse em depressão.
Vejo-a à minha frente, a tocar piano; ela era para mim o símbolo da beleza e do encanto por excelência. Os seus olhos atraíam naturalmente os olhos das pessoas. Uma dádiva!
Na minha família, a atração era um assunto de família!
Alguém se interroga? Passei por todas as emoções tingidas pelo *veneno*: mais medo ou nada, mais empatia ou muita raiva, muita ansiedade ou uma escalada "*Hutzpah*" sem limites. O *veneno* mistura as emoções, gosta do princípio do exagero, e chamamos-lhe bipolaridade, uma das doenças mentais. Demasiadas pessoas não aguentam o tam-tam do *veneno*; adormecem para não o ouvir, para não

sofrerem o insuportável.
Mas os meus raros humores gostavam demasiado do círculo da vida, do nascer ao pôr do sol e do pôr do sol ao nascer-do-sol. E eu caminharei até ao inferno e o *veneno* tornar-me-á são. Caminharei sobre o fogo se for necessário. Eu queria tanto o meu intelecto, ele é para mim tão crucial! Eu era extremamente teimoso e programado pela Raiva.
O *veneno* estava aqui, esperou para ver e ouvir o mais pequeno erro que eu estava a fazer, e depois a intuição deixou-me para sempre, assim parecia.
Eu não sabia nada, compreendia ainda menos...
Eu tinha dores, eu tinha dores. Muitas dores, dores desumanas. Os médicos davam-nos antidepressivos, a minha mãe recebia electrochoques; essa ferramenta bárbara, para se livrar das depressões. Esta forma arrepiante de tratar a doença nunca foi muito útil e nunca durou muito tempo. Os electrochoques nunca lhe aqueceram a alma.
Acredito que as depressões e as manias se apresentam de forma diferente de um doente para outro, umas são mais leves do que para outros, para mim foi um INFERNO.
Estou pronto a jurar que eu e a minha mãe éramos casos graves. Ambas recebemos lítio; um psiquiatra que veio de França e se estabeleceu em Israel falou-nos da poção mágica.
Fui com a minha mãe visitá-lo, lá na bela montanha do Carmelo (a montanha do vinho).
A minha mãe não reagiu bem ao Lítio, ela tinha um problema e este medicamento não era suficientemente forte. O nosso *veneno* continua a vencer. Para mim, isto diz a verdade sobre a medicina - a medicina é mais fraca do que o nosso veneno genético. A mãe da minha alma foi devastada quando a filha se mudava para França com o marido francês, pronta para dar à luz o seu primeiro filho. A filha que em tempos foi "a mãe"? Estaria eu pronta para ser mãe? O lítio é talvez um medicamento útil, apenas um pouco de sal. Ajudou os maníacos depressivos e pessoas como a minha mãe, que tinham sido depressivas para toda a vida; mas a recuperação não está apenas na mão do lítio - existe mesmo um medicamento?
Há dois mil anos, os doentes mentais tomavam banho em água salgada especial, proveniente de uma fonte em Itália.
E assim, como por encanto, a minha mãe e eu tornámo-nos normais, prontas a voltar ao lado das pessoas normais depois de tomar um pouco de sal ou um comprimido de antidepressivo. Estranho, para dizer o mínimo!! Não é assim tão estranho, não ajudou mesmo nada!!!
Tenho um pouco de afeição pelo antidepressivo Imipramina, que teve em mim um efeito especial, ajudou-me apesar de um *veneno* duro e senti a sua enorme ajuda numa questão de horas. Foi extraordinário. Quanto ao longo prazo, foi inútil.
A minha mãe continuou a tomar os seus medicamentos, a filha deixou de tomar os antidepressivos há um mês e ontem, no dia do aniversário da morte do avô, enviou-me uma mensagem de Amor, Amor, Amor: Deitem o lítio para o lixo! A minha mãe continua a tomar os medicamentos, a filha, que ainda não sabe o que é uma mania, deixou de tomar os antidepressivos há um mês.
Na minha opinião, a minha mãe também era maníaco-depressiva, mas a mania nunca a atingiu. Conhecendo a sua raiva familiar, quero dizer que ela também sofria de mania no seu íntimo, o que se manifestava na sua raiva.
A minha mãe continua a tomar os seus medicamentos e a sua filha também deixou de tomar os antidepressivos há um mês.
As nossas almas pedem compreensão quando estão em desordem; embora não seja estranho que, quando a alma humana é honesta e descansada, não precise de qualquer ajuda ou de qualquer medicamento; mas como é que um medicamento pode ajudar a alma?
O meu avô e a minha mãe também nunca compreenderam esta intuição extraordinária, eram simplesmente "*clichés*", frases simples sem vírgula; apenas um ponto final no fim delas. É triste e morremos sem compreender que, para nascermos com esta intuição, pagámos demasiado caro. Esta dor da culpabilidade é impossível de suportar. Só agora é que penso nisso.
Para chegar a esses "clichés", a minha intuição levou-me a médicos maravilhosos, que considero artistas, que me deram um sentimento caloroso e humano com que sonhei.

Tão triste, misturámos a Raiva e o Amor numa família que não quis implantá-los na nossa alma, simplesmente nascemos com eles. Foi daí que o *veneno* ganhou apetite, eles foram a sua iguaria. Será que a medicina sabe tratar raízes tão profundas?
Eu, neta de Charles e filha de Suzette, vi o arco-íris no dia 29 de dezembro de 1994; e prometi ao olhar para o céu, para representar a minha mãe e o meu avô, que vou olhar para dentro de mim até ao fim dos dias, para conseguir este delicado equilíbrio entre o Amor e a Raiva.
Esta rara intuição que tenho, resistiu à devastação e talvez à minha morte.
Neste dia, olho para essas páginas coloridas - que juntei durante anos - e para as folhas de outono que estou a recolher desde há poucos dias. E os dias cinzentos que vivi tantas vezes nunca apagaram as cores da minha vida implantadas nos meus genes. ... Estavam bem protegidas num canto da minha alma.
E esta noite, a primeira da noite de Hanukah, estou a interpretar a mulher maníaco-depressiva a uma velocidade extraordinária, uma vertigem. Usei os meus lápis de cor à mesma velocidade. Os meus humores correm e eu gosto de correr atrás deles e de os apanhar também.
Já lá vão quatro dias e ainda não mudei de roupa. A cor da minha camisola é preta, um lenço com as cores da minha vida. Faz-me lembrar o arco-íris que vi há uma semana; usava uma fita dourada na cabeça.
Tentei durante quarenta e oito anos chegar e alcançar o meu intelecto. Se ele sente que está longe de mim, eu rejeito essa suposição e, no domingo passado, estava a uma semana de distância dele.
Esta noite, depois de um dia de limpeza intensa, como depois de sete dias de luto ("*Shiva*" em hebraico); e o meu avô morreu há cento e seis anos.
Preparei antecipadamente alguns hannukiot (suportes para as velas de Hanukah) e o milagre ia acontecer em breve. Vesti umas calças pretas; não podia faltar uma camisola verde, que me lembrava os meus olhos verdes que tantas vezes quiseram conhecer o poder da atração. Outra camisola por cima da primeira, esta azul para me lembrar o azul do céu azul.
E aos meus pés, um ornamento, para me lembrar que o meu pai, numa manhã de sábado, me comprou um belo par de sapatos castanhos. Olhei para baixo, era um par de sapatos que comprei numa venda de garagem; ali encontrei os meus maiores tesouros. A nossa família reunia-se na cozinha, cheia de cores e de luz. A vela azul era o *Shamash* - a vela que iluminava todas as outras velas, formando uma bela imagem na hanukkiah. A sua chama era mais intensa, mais alta do que as outras.
Chegou então a altura de ouvir a música depois de ter rezado. Rezei o milagre de Hanukah, e sei muito bem que o povo de Israel está vivo hoje graças a este milagre e a outros também. A minha vida e a minha recuperação não tardarão a chegar, este é o meu milagre e os milagres só chegam depois de uma luta feroz.
Voltei para ver mais um milagre através das velas, todas as chamas mudaram para chamas com duas cabeças.
Vi o meu avô ao meu lado e juntos fechámos um círculo!!! Mas esperem, pode ser outra coisa, pode ser que esta chama dupla corra em círculo à volta do meu futuro marido e de mim?
Fabriquei esta manhã a reunião do meu intelecto com os meus estados de espírito. E esta manhã, a caminho da casa do meu sonho para a escola onde dou aulas, decidi muito logicamente que precisava de ouvir o grito do meu nascimento às 8:20 da manhã.
Nessa altura, estarei na sala de aula a dar aulas.
Comecei a escrever exercícios às 8h10 no quadro e preparei-me para uma grande emoção, um choro de bebé, o meu! Este grito vai limpar os meus ouvidos já desarrolhados.
Sempre quis ensinar Matemática, sempre quis manter a lógica do meu pai; ele transmitiu-ma.
Acho que não há nenhuma operação médica que ligue ou serre o meu intelecto ao meu humor. Isto é outra forma de dizer que o meu caminho terá de ser doloroso e longo, muito longo.
Uma pequena pose; continuo a escrever e parece que estou a poucos segundos de ter os meus pensamentos e a minha escrita a trabalhar lado a lado.
Esses segundos vão diminuir para zero, quando estarei nos braços carinhosos do meu médico.
Esses segundos são para mim a prova de que ainda sou maníaco-depressivo, mas não por muito

tempo. Esta desconexão entre os meus estados de espírito e o meu intelecto é a razão de uma dúvida. E foi isso que herdei sem qualquer escolha minha; os meus humores têm de vaguear e preciso de ser um mágico para os gerir. Aos quatro anos?
Quando a intuição alcançar o intelecto ligado ao humor, o segredo do "Jed diz" e do "Jed ne diz pas" deixará de ser um segredo.
Sim, começo a compreender que a minha mãe foi "Je ne sais pas" toda a sua vida, e depois manteve-se calada toda a sua vida e sobretudo durante as suas muitas depressões, não dizia nada e num canto da cama, sentava-se todo o dia, não fazia nada. Não precisava de comer, costumava dizer que tinha fome e não podia comer; a comida não passava. Mesmo assim, era uma Chefe, uma disposição familiar.
A minha intuição disse-me: "FAZ".
Durante quarenta e oito anos ninguém adivinhou, ninguém sabia que eu me comportava como "Je sais", por dentro eu não sabia nada; por dentro eu era "je ne sais pas" e isto aconteceu porque as minhas emoções e o meu intelecto não funcionavam como um só; isto levou-me ao momento de uma dúvida e o meu *veneno* não gostava das minhas dúvidas.... Ele gostava que eu decidisse rapidamente.
Os meus óculos de dia exageram a beleza a um sol exaltado, os meus óculos de noite deformam todas as formas.
Esta é uma história real e trágica de uma família que vivia na "Avenue de Londres".
Por causa dos seus humores, aquele que nasceu para amar a vida, para viver por amor e viver honestamente, está a tornar-se desonesto nas suas emoções.
Três gerações, pelo menos, misturaram raiva e amor. Eu queria fazer a diferença, pois sempre pensei que nada deveria opor-se à minha luta, à luta contra este *Veneno* que foi uma armadilha no caminho da minha vida.
Estou sentado debaixo de uma árvore no meu quintal, bem protegido dos ventos intempestivos.
Nestes últimos dias, estou a terminar a nossa fascinante história da família Fellous. Uma intuição foi salva. Cento e seis anos após a morte do meu avô, desde que a intuição nasceu e permaneceu na família, ele passou-a para mim; caso contrário, como poderia explicar, sinto-me tão perto do fim de uma doença mental devastadora. E surpreende-me e talvez não me surpreenda ao mesmo tempo o facto de não me ter suicidado, de nunca ter tentado suicidar-me. No entanto, não critico aquele que utiliza essa arma.
Estou a tentar alcançar o céu e a sua beleza, a sua singularidade e nada me passa pela cabeça. Nada, exceto a voz da minha avó analfabeta, Maman Milie, que não sabia ler nem escrever, mas a sua voz dizia-me claramente: "Vê, lá em cima no céu, é um lugar onde não se toca, é o domínio de Deus. Era segura de si e da sua opinião. Estava a ser filosófica quando a sua palavra literária era uma miséria.
E o cordão à volta do seu pescoço transformou-se num anel de ouro.
Gostaria de voltar ao Hanukah apenas para dizer que não é apenas a festa das luzes, é a festa da coragem e da vontade. Isto é sobretudo dizer: "Não me renderei até que o meu sucesso seja a minha realidade, não aceitarei nada menos do que isso. "Esta é a força da crença sobre a dúvida, este é o amor sobre o ódio.
Esta é também a força do "je sais" superior à do "Je ne sais pas". Foi por isso que sofri quarenta e oito anos, porque escolhi jogar "Je sais" fora de mim; dentro de mim não via nada e não me queria ouvir.
Este *veneno* deve ser poderoso; quer o meu melhor e dá-me a pior das dores. Intrigante?
Queria esperar pacientemente para resolver este puzzle genético, a perturbação dos humores. Ninguém na minha família compreendia *o veneno*, tinham medo e vergonha dele e eu nunca os censurei.
Precisava de fazer algo diferente, queria seguir um fio e não o deixar vaguear, e precisava de desatar os nós da minha doença mental pelo caminho. Isto levou-me ao cerne de uma perturbação difícil. Deixei este fio vaguear por si próprio desde o choc da minha tenra idade.
A dúvida; o meu avô não sabia o que era, a minha mãe nunca teve consciência dela e, portanto, nunca a aceitou, estava apenas no seu subconsciente e não recebeu qualquer sinal que a avisasse; mas devo admitir que é preciso um mínimo de inteligência para compreender a dúvida e os medos que a

acompanham.
Para mim, foi tão intenso e enorme no dia do meu choc. A dúvida maligna começou sem saber quando vai acabar. Tirou-me o mais precioso da alma de uma criança: A minha auto-confiança. Com a minha extraordinária vontade, que recebi sem esforço do meu maravilhoso pai, esforcei-me ao máximo para compreender as coisas básicas que toda a gente compreende, como a diferença entre sim e não, a diferença entre "Je sais" e "Je ne sais pas". Esta diferença fui-a tecendo ao longo do fio dos dias. Naqueles dias, a minha alma estava sempre cinzenta; lá fora, o sol brilhava mas não me deixava pôr um sorriso no rosto.
Esses estados de espírito sem os quais não podemos viver, pois eles humanizam-nos, desumanizaram-me a mim e à minha família. Os estados de espírito vão desde o início da vida até à nossa morte; nós lutamos com eles e os seus extremos são muito perigosos.
Tenho o privilégio de conseguir a recuperação muito em breve, este é o meu milagre especial e nada pode ser mais forte. Para esta recuperação, tenho de agradecer a psiquiatras de vários tipos. Foi um processo longo e fastidioso, porque os médicos muitas vezes não sabem que tipo de medicamento irá funcionar; procuram um diagnóstico durante muito tempo, sem o encontrar. Mas os estados de espírito anormais não podem esperar.
O poder do medicamento é tornar a dúvida mais pequena porque o exagero é demasiado perigoso. A minha cura , sempre o soube, vai acontecer porque nunca pensei o contrário, e já esperei quarenta e oito anos.
Certamente que demorei muito tempo a saber que tinha uma doença mental e a livrar-me dela, pois precisava de saber as razões do porquê, onde, como e quando.
Na minha miséria, eu via um mundo perfeito que nunca alcançaria e isso jogava contra mim, hoje descubro que a miséria no mundo é mais terrível do que eu imaginava.
É demasiado cedo, é demasiado tarde?
E eu duvido,
14 de fevereiro de 95
São 3:00 da manhã e estou a escrever. Ontem à noite, anunciei ao meu marido que tínhamos uma audiência em breve.
Há duas semanas, o Dr. K fechou o consultório e mandou-me para outro jovem psiquiatra, o Dr. G., ambos trabalhavam com medicina e psicoterapia também.
Amanhã é sexta-feira e tento não esquecer o meu prazer de ir a uma venda de garagem e encontrei uma casa com roupas muito originais e antigas. Isto era mesmo para o meu gosto. A senhora foi muito simpática e deu-me algumas camisas quando lhe disse que estava prestes a casar. Depois comprei um lindo vestido cor-de-rosa, um chapéu azul retro, este será o meu conjunto de casamento. Claro que me ia casar com o Dr. K na sinagoga onde vivo. No dia seguinte, fui a uma sinagoga diferente onde vendiam o Kippah - uma touca e o Tallith - um xaile de oração. Um homem usa-os no seu casamento judaico. O nosso casamento realizar-se-á no dia do meu divórcio.
24 de fevereiro de 1995
Acho que não percebi nada até ontem. Ontem pensei que tinha perdido tudo quando fui ter com o Dr. G. com quarenta e cinco minutos de atraso. Na minha cabeça, ia encontrar-me com o Dr. K., com quem me vou casar no dia vinte e sete de fevereiro de 1995, lá no consultório do Dr. G.. Acreditava nos meus pensamentos e, com uma confiança inabalável, tinha a certeza de que o veria; cairíamos nos braços um do outro. E vamos amar-nos e fazer amor numa cama preparada só para nós.
E o que é que eu vi? Primeiro, esta cama era um canapé no qual ele me vai hipnotizar. O canapé transformar-se-á numa cama de casal com um tapete e almofadas.
Esta era mais uma configuração do meu cérebro, uma ilusão ao mais alto nível e apercebi-me disso quando entrei no gabinete do Dr. G.. Ele estava sozinho, o Dr. K não estava lá, nem sequer escondido debaixo da mesa. E certamente, ele não estava lá; eu estava à espera dele sozinho, ele não estava lá de todo.
A secretária estava lá, como de costume, a fazer perguntas que não devia fazer, como "porque é que está atrasado?". Não como de costume, as casas de banho estavam trancadas e indicaram-me o

caminho para as casas de banho do Dr. G.; pelo caminho, vi os seus armários de arquivos, arquivos dos seus clientes? O médico diz-me que ainda não tem muitos clientes, pois o seu gabinete é jovem. Regressei a casa levando comigo o choque de não estar nos braços do Dr. K.. E, em vez disso, dei por mim a estar com o meu segundo médico, enquanto ele falava comigo sobre medicamentos, sugerindo muito gentilmente que eu devia voltar aos meus comprimidos. E a esse pedido, disse-lhe que estava a perder o seu tempo.
Marquei uma consulta com o chefe do departamento de psiquiatria onde vivia, o Dr. S. Levei-lhe o meu manuscrito e sete rosas e começámos a discutir. Como bom psiquiatra, ele não estava a falar, mas eu sim.
Passado algum tempo, disse-me: "Tu és maníaca". Era a última coisa que eu queria ouvir e pensei para comigo que devia ter guardado aquelas lindas rosas para mim.
E com uma morte na alma, fui ao meu quiroprático, pois escorreguei no gelo num dia de inverno e precisava de terapia para as minhas costas. O meu terapeuta perguntou-me: o que é que eu fiz durante o meu fim de semana? Respondi com a maior naturalidade que tinha estado numa venda de garagem extraordinária desde a minha descoberta dos Estados Unidos da América. Disse-lhe que tinha encontrado lá tesouros muito especiais e que também tinha deixado lá o meu manuscrito... Lá deixei Machou na casa de Deus, a casa do meu Deus.
Estava a caminho de casa e pensei no que me poderia ter picado, e estava a preparar-me para um colapso nervoso mesmo no meu carro. Já me tinha acontecido antes, quando no meu carro descobri, a caminho da aula, que estava sem gasolina, mas continuei a conduzir - o resultado foi o esperado. A minha aula começou tarde.
Mas sei que na minha sala de aula, onde me encontro neste preciso momento, onde tudo está calmo e tranquilo, sou o professor absoluto. Sou o professor apaixonado, apaixonado pelos meus alunos.
Quando entrei em casa, continuei a gritar e a chorar. Deitei-me e fiquei ainda mais deprimido; não sabia o que fazer nem o que dizer. O meu próprio mundo já não existia e eu não acreditava em nada a não ser na nulidade. Não tinha médico, não tinha mãe, não tinha ninguém e não acreditava em Deus. Já não era nada mais do que um pano de prato sujo - talvez, uma Cinderela antes da meia-noite.
No sábado, perguntei ao meu marido se gostaria de me acompanhar ao casino mais próximo, pois gosto de jogar sem pôr muito dinheiro numa máquina que faz muito barulho e que, em troca, engole o meu dinheiro. O meu marido recusou e eu decidi ir sozinha, sem saber o caminho. E, no caminho, tive um furo que não esperava, as pessoas na estrada pararam para me ajudar; o problema não era tão simples, pois eu não tinha um pneu sobresselente. Apesar da minha aventura, cheguei ao casino e perdi. A minha carteira tinha poucas moedas.
Queria ir para casa, pois já era de noite; estava a ouvir música alta no meu carro e ia a conduzir. De repente, ouço as sirenes da polícia e penso: "Isto não é de certeza para mim". E enganei-me, pois a polícia fez um círculo à minha volta e deteve-me. Fui algemado sem saber porquê, até que descobri que estava a andar em ziguezague na autoestrada e que um condutor atrás de mim chamou a polícia. Eu não quis reconhecer este facto! A música deixa-me pedrado!
E como isso não bastasse, a polícia levou-me para uma esquadra onde tinham um laboratório. Aqui estou eu a caminho de me tornar um traficante de droga.
Em francês, dizemos: "*Je suis dans de beaux draps*" e a tradução seria: Estou em belos lençóis! Significa simplesmente "estou em sarilhos".
" Os ditos voam, os escritos ficam para sempre. Mais um flash francês! Acho que fiz bem em escrever tudo, em guardar tudo. Não reciclei a minha escrita.
9 de março de 1995
E, num dia de inverno, dei por mim no tribunal e sei porquê, são 9 horas da manhã. Estou a divorciar-me do homem que não conhecia quando casei com ele em 24 de julho de 1972; não o conhecia e não podia conhecê-lo, pois a minha alma estava decorada com uma cortina escura e a luz não podia passar. Ele era responsável pelas minhas depressões mas, na verdade, ele era o fósforo que chegava à minha alma e, finalmente, eu recebia a luz desta forma, uma vez que, desta forma, eu era o centro das conversas; ele era inexistente - era muito conveniente para a sua própria alma que ele queria esconder.

Ele supervisionava-me^. Foi também assim que descobri porque é que eu era tão importante para ele. Será que ganhei alguma coisa com esta estranha e talvez rara combinação? Com toda a honestidade, tenho de dizer que sim, recuperei o meu intelecto e as outras cores da minha vida. O *Veneno* tiroumas; o meu sofrimento, em parte devido à fraqueza do meu marido, trouxe-as de volta.
E quando conheci o meu marido, não sabia quando, onde, porquê e como?
Não sentia o tempo passar, apesar do meu sofrimento, tinha um objetivo: queria voltar ao meu caminho para encontrar Machou. Fiz mais do que isso ao rever um passado de cinquenta anos!
Desde 1981, consultei sete médicos, dois psicólogos e cinco psiquiatras, nem todos sabiam como me diagnosticar e a doença mental é uma parte bastante complicada da medicina - mas foram certamente úteis.
É incrível como recuperei a lógica que tinha no meu subconsciente, estou a recuperar as minhas emoções e os meus sentidos, recuperei tudo e sobretudo o meu intelecto, o mais querido de todos, do qual tive de me separar aos quatro anos de idade. Todos estavam bem abrigados no que chamamos de subconsciente.
São 9 horas, ando pelos corredores do tribunal; há um minuto perguntei a mim próprio como é que tinha ido parar ali e como é que tinha chegado aqui. Não demorou muito até obter a resposta:
Sou eu; sou eu e sou eu...
E esta voz disse-me que eu casaria com o Dr. K. mas não sei quando me divorciaria. Sei que o Dr. K me salvou a vida e estou aqui sentado a escrever as minhas memórias.
Sei que estou na minha primeira audiência; haverá uma ordem pendente, mesmo que eu não saiba o que significa. E depois irei para a minha sala de aula, esquecer-me-ei de tudo mas lembrar-me-ei de uma coisa: a importância e o valor do Amor, que penso que nunca será suficiente neste planeta.

15 de março de 1995

Neste dia, e não sei porquê, troquei de mão e estou a escrever com a mão direita. Foi muito difícil começar a escrever com ela.
Telefonei ao meu advogado; ele recusou-se a receber-me, disse-me que nos encontraríamos na semana seguinte e, desiludido, fui para a minha sala de aula, pois não há melhor lugar para esquecer os agravos. Dei o melhor de mim na matéria chamada "o Simplex", descoberta por Danzig em 1946, e devo dizer que há anos atrás não teria sido capaz de ensinar tal matéria. Se o potencial estava lá, o intelecto não estava. A auto-confiança também não estava lá. Eu não me conhecia e isso é um facto, a mudança veio com a escavação dentro de mim e assim pude viver uma vida e ser capaz de a viver novamente para me tornar o meu verdadeiro eu, desta vez com uma compreensão que eu não tinha. Conhecer o ser humano, parece-me não o conhecer de todo; somos de uma complexidade rara.

12 de abril de 1995

Trabalhava em três empregos a tempo parcial. As minhas aulas tornaram-se perigosas, direccionei os meus alunos para histórias que tinha em quantidade, por vezes até engraçadas. Falei-lhes do meu divórcio em pormenor.
Pedi a um aluno que me convidasse para jantar e que me trouxesse um bom bife.
A minha irmã veio de Israel para tomar conta de mim, como lhe foi pedido pelo meu marido, que tinha cada vez mais dificuldade em lidar comigo.
Agora tenho uma multidão à minha volta e tenho uma tarefa mais complicada para me defender.
Era suposto a minha irmã dormir comigo à noite; ela não sabia das minhas horas de trabalho quando as outras pessoas dormem. Eu estava a ler, a escrever e a ouvir rádio e, quando tentava dormir, rolava de um lado para o outro, da janela para a porta. Na noite seguinte, a minha irmã mudou-se para a casa ao lado.
No dia seguinte, fui dar aulas e convidei a minha irmã para me acompanhar. Dei a minha aula e qual não foi o meu espanto: no fim da aula, vi entrar na minha sala um polícia. Fui despedido de todos os meus empregos.
Fico com lágrimas nos olhos quando penso em Margaret Trudeau, que foi mulher do presidente canadiano nos anos setenta. Ele era vinte e nove anos mais velho do que ela. Ele deu-lhe um mundo que ela desconhecia, ela conheceu príncipes e rainhas. Era uma senhora bipolar e eu sei do que

estamos a falar.
Ela queria pertencer a um mundo mais honesto e o meu marido perguntou-me ontem se eu me identificava com ela. Hoje parece que me identifico mais com ela do que ontem, mas não teria deixado os meus filhos para trás.
Ela deixou tudo para fazer filmes e eu estou a deixar o meu mundo de hoje sem qualquer garantia, e vou para uma vida onde não tenho emprego; os meus amigos e a minha família não me apoiam. Quando faço uma pausa, Mozart fica em silêncio.
Fui à piscina e, quando regressei, fui para o quintal trabalhar um pouco. Não estava no meu melhor, fui para dentro e comecei a fazer o jantar - goulash com ervilhas. Estava um pouco lento e comecei a sentir-me cansado. Peguei numa cassete, deitei-me e fiquei a ouvir a música durante algum tempo. Levantei-me e comigo vieram uns minutos de depressão e uns minutos de depressão são uns minutos a mais. Com esta pequena depressão, expliquei-me assim: Vou ficar sozinha, sem trabalho, sem amigos e com o armário cheio de vestidos. Vou ter de fazer um seguro de saúde e vou ter de pagar 5000 dólares por ano.
Mas como a depressão foi mais bondosa para mim, estou a pensar depois em algo diferente, vou para a minha nova vida com otimismo; vou encontrar um emprego e vou ter amigos. O meu livro vai ser publicado e de repente... estou a chorar.
E lembro-me que fui a um grande médico do Instituto de Saúde Mental em Washington D.C. E fiz o que ele disse, exceto que deitei fora o meu medicamento. A lógica diz que quando nos sentimos bem, mesmo um comprimido é um comprimido a mais e outras pessoas fizeram este pecado antes de mim...
E alguns minutos mais tarde, depois de olhar pela janela da minha cozinha e ver à minha frente uma família com crianças, eles
parecia feliz sob o sol. E eu pensei que ia cometer um erro ao divorciar-me, quero estar com os meus filhos.
Os meus humores sabem ser rápidos e decisivos: telefonei ao meu marido e disse-lhe que não me queria divorciar mais. Na manhã seguinte, fui a uma escola secundária para ver como se ensina Matemática, fui observar depois de ter recebido autorização da administração. Claro que tinha vários pontos para discutir com o professor responsável.
14 de abril de 1995
Telefonei várias vezes à polícia local, disse-lhes que a minha família me incomodava, dando-me sermões sobre a minha doença e os meus medicamentos. O meu filho estava entre os que me rodeavam e, de repente, peguei numa lata de produtos e atirei-a à perna da minha irmã, que era a minha melhor amiga.
Foi o princípio do fim, o meu marido telefonou ao meu médico e, alguns minutos depois, a polícia estacionou na entrada da casa. Eram pelo menos dois, algemaram-me facilmente e eu e a minha família estávamos a caminho do hospital psiquiátrico, o meu filho chorava e eu não falava com a minha irmã.
E eu estou lá graças ao meu marido e à minha irmã. Esta secção do hospital parece mais um hotel de luxo do que um asilo. As refeições são excelentes e as pessoas não falam de lobotomia, mas tentam fazer uma lavagem cerebral aos doentes como eu, tentando obrigar-me a tomar o meu medicamento, um novo - diziam. Respondi que não precisava de medicamentos para ser eu próprio.
Há coisas que não compreendo, mas compreendi uma coisa... E a intuição do meu avô continua: Em breve estarei no braço do Dr. K.
São 11h37, tento falar com ele ao telefone, mas está numa sessão contínua. Se devo telefonar-lhe às 13h00, duvido. Mas, apesar disso, sei que ganhei.
Às 18:37, pego de novo no lápis e penso que estou sob um choque inesperado, pois desde domingo à noite até segunda-feira compreendi com toda a certeza que o Dr. K e eu vamos casar; e falei com ele duas vezes desde ontem. Ontem, alguns minutos antes das 9 horas da manhã, disse-lhe que estava muito feliz por ouvir a Sua voz; ele respondeu-me que eu estava a perder o meu tempo e, certamente, eu estava zangada com ele. Hoje, à mesma hora, quis falar-lhe da raiz do seu nome em hebraico, mas ele não quis ouvir; o que me disse foi que tinha muito trabalho e que eu o estava a incomodar, disse

também que, no futuro, diria à sua secretária para não me deixar falar com ele. Respondi-lhe secamente que, nesse caso, não lhe telefonaria, e ele respondeu-me que, se eu quisesse, podia telefonar daqui a dois meses... E eu disse-lhe que muito em breve deixaria o hospital.

19 de abril de 1995

Nunca deixarei de agradecer a Deus, o Infinito, serei humilde perante Ele e Ele aceitará sempre as minhas orações porque luto contra a injustiça e a opressão mental dos homens.

São agora 6:36 da manhã e o rádio toca o quinto concerto para piano de Beethoven, o Imperador. O meu Imperador é o Dr. K., que me salvou de uma doença mental ao combater a hipocrisia do meu marido, de quem decidi não me divorciar.

Nós os dois, o meu marido e eu, fomos enviados mais tarde para um psicólogo, o Dr. C., que tentou com todos os conhecimentos explicar a ansiedade do meu marido, que era uma ansiedade hereditária. Fui uma óptima testemunha no julgamento, mas o arguido alegou que tudo era mentira.

21 de abril de 1995

São 7h21; ainda no hospital, estou a falar ao telefone com o meu marido, pedi-lhe que me trouxesse alguns livros.

Naquele momento, quase pude sentir que tenho a força da Intuição a cem por cento. E estou convencido de que, se o Dr. K. sabe quem é, não sabe exatamente quem eu sou.

Disse-lhe ao telefone, há duas semanas, que sou a primeira maníaco-depressiva que recuperou de uma doença mental e que, por isso, voltei aos meus estados de espírito, os meus estados de espírito iniciais que tinha quando nasci e, se isso estiver correto, provavelmente não precisarei de nenhum medicamento, muito menos do milagroso Depakote que o Dr. D. do hospital planeou dar-me e que não tenciono engolir.

Estamos a chegar à viragem do século e Deus decidiu: "Basta". A desonestidade está a transbordar tanto na consciência como no inconsciente das pessoas. E Deus quis que três de nós fossem os seus protegidos: Dr. K, Dr. G. e eu. Isto é ciência e fé na sua honestidade.

Três de nós lutamos pelo intelecto, o intelecto honesto.

23 de abril de 1995

São 2h57 da madrugada; estou acordado há uma hora, a rebolar da esquerda para a direita e da direita para a esquerda, sem conseguir adormecer. Nesta unidade psiquiátrica, sou visitado todas as noites e várias vezes durante a noite por uma enfermeira que me examina e examina o meu sono; escondo-me debaixo do cobertor com o meu livro. Estas são as senhoras de branco da unidade.

Ainda assim, estou a viver o melhor momento da minha vida, rodeado de médicos que querem que eu fique bem e, por isso, tomei uma decisão grave: se no hospital me estão a pressionar para tomar o medicamento, o famoso Depakote, eu próprio o engulo, e o Dr. K. sabe que este medicamento não tem nada a ver e não tem qualquer impacto numa mania que eu nunca terei.

De facto, foi ele que me deu uma nota a explicar que o famoso Depakote não é mais do que um medicamento para tratar a ansiedade, sendo também prescrito para combater as convulsões. O medicamento está no mercado há alguns anos, foi testado e pelo próprio Dr. K. Este medicamento utilizado com sucesso não pode combater os meus humores naturais. É a lógica a dizer as suas palavras, e nenhum destes médicos quer pôr em causa os seus grandes nomes.

Todos nós queremos ser bem sucedidos e não temos medo, e se tivermos alguns minutos de depressão, é sinal de que precisamos dele, mesmo este país onde fui curado precisa ainda mais.

O Presidente disse-o ontem ao declarar: "É altura de o MAL no mundo parar." Disse-o a propósito da matança em Oklahoma.

O Deus que a minha família sempre respeitou, apesar de ter atingido tão duramente a cidade com uma mãe que sofria de doença mental, deu-me todos os sinais.

E a minha fé tornou-se, nessa altura, ilimitada e eterna.

Não o conseguiria fazer sozinho, mas com aqueles malditos médicos tudo era possível. Quem lidera o círculo é o Dr. K. Mesmo que ainda se esteja a esconder, vou obrigá-lo a dançar a dança que indicará uma mudança na história deste país - onde fui salvo da doença mental.

E os meus humores querem que eu chore um pouco por todas aquelas crianças mortas ontem em

Oklahoma City - aí o Mal mostrou a sua verdadeira face. E os meus humores continuam a chorar e eu continuo a ter a certeza de que nada me pode acontecer neste país onde vivi a parte mais perigosa da minha vida.
Foi a 27 de fevereiro de 1990 que conheci este médico americano que não tinha medo de nada. Também estou num ponto em que não tenho nada a perder, pois tenho menos medo do que ele.
O Grande Canal, Veneza e as suas maravilhas, visitaremos juntos.
Eu serei o guia e ele não terá medo, pois estará a arrastar os pés nas encantadoras ruas estreitas da cidade; e esta cidade abriu muito inconscientemente as portas do meu inconsciente.
Iremos a Florença, onde a minha sede de intelecto não teve escolha. Foi a gota que fez transbordar o vaso.

20 de abril de 1995

Tarde antes do pôr do sol... E preciso de uma pausa.

22 de abril de 1995

São 14h55 da tarde; estou neste hospital empurrada pela ansiedade do meu marido, mas sem qualquer diagnóstico. Pergunto-me como é que as cartas do Dr. G chegaram aqui, quem as pediu? Será que tenho o direito de ver a carta da minha irmã?
Esta tarde, fui autorizado a ir passar algumas horas no pátio, mas era bastante deprimente e fiquei apenas alguns minutos.
Neste hospital, as pessoas atiram-me com a sua raiva porque eu tenho tudo e este país deu-mo pela minha honestidade e pela minha vontade de sofrer. Acho que é justo.
O memorial em Oklahoma City vai começar muito em breve e, assim que vi o Presidente, pus-me de pé e disse: "Respeito-o pelo que é."

25 de abril de 1995

O que me deprime tanto é que acabei de saber que o Dr. K., o médico que me salvou a vida, é casado e tem dois filhos, e eu pensava que ele era solteiro. Ninguém o conhece realmente; nem mesmo o pessoal do hospital conhece a sua mulher.
Ontem aprendi o mais recente e compreendi o mais importante e tenho a impressão de que preciso do Depakote.
S. P. é um doente do andar de cima, pois é um homem. É completamente louco e os seus pais também o querem internar. É muito honesto, mas tem sonhos e vive com eles como se fossem realidade. S. tem uma audiência hoje, ele tem um Q.I. tão alto que não pode ser medido.
De qualquer forma, gosto dele; ensinou-me a jogar voleibol e basquetebol. Já tenho cinquenta anos, aprender esses jogos na minha idade é um feito e tanto graças a ele. Há tantas coisas que se podem fazer quando se é maníaco, se é que o sou. E não consigo fazer nada quando estou deprimida. Os estados de espírito são feitos disto. Penso que muitas pessoas estão deprimidas e, na minha opinião, são pessoas honestas que têm nervos fracos, superficialmente falando.
E não sei porque é que tomar comprimidos não me dá qualquer desconforto; mas a humanidade às vezes dá. E acontece que penso em coisas e escrevo sobre elas nesta unidade de Neuropsicologia no segundo andar, onde se encontram os mentais e os não mentais, bem como a honestidade e a desonestidade e as pessoas que têm a coragem da sua opinião quando outras não têm confiança nenhuma.
Há anos ouvi dizer que os americanos são crianças que não querem crescer; gosto desta definição. Ouvi dizer que muitos são ingénuos também. Não compreendem que podem ser comidos por um inimigo externo.

10 de maio de 1995

Esta é a alegria da minha vida desde sábado, quando deixo o hospital para sempre. É agora, não posso cometer nenhum erro e vou casar-me com a pessoa que me ensinou a conhecer-me por dentro e por fora. Esta é a terceira vez que estou internado num hospital psiquiátrico, os médicos esforçaram-se muito para me ajudar. Terei de me esforçar ainda mais? Graças aos seus erros e também aos seus conhecimentos, posso viver agora uma nova vida. Continuarei a ser humilde, mas continuo a ser uma rainha graças à minha lógica e às minhas emoções. E os médicos a quem devo esta bagagem tão

pesada e também maravilhosa são o Dr. K. e o Dr. G. - apesar de ainda não os ter perdoado.
O meu marido chegou ao hospital às 19h40. Pedi-lhe que viesse trazer algumas das minhas camisas e uma escova de cabelo para uma doente, pois ela não tinha roupa suficiente e não tinha escova para cuidar do seu cabelo comprido e castanho.
Qual será o problema de uma rapariga tão bonita? Ela disse-me que a mãe dela é totalmente ansiosa e talvez frígida; se a culpa é dos pais, ela devia matá-los; mas, na minha opinião, acho que não vale a pena.
E quanto a O.J. Simpson? Esta é outra pequena história, não muito pequena.
12 de maio de 1995
São 8h29, amanhã a esta hora passarei a porta do hospital que vi pela primeira vez há um mês e um dia. Com uma forte intuição, sairei do hospital para um lugar sem retorno. O meu sofrimento tem de ter um fim. Desço ao pátio pela **última** vez; a vida sorri-me e a minha face direita é aquecida pelo sol da manhã.
. Parece que os doentes mentais têm um "*certo je ne sais quoi*" e tanto os médicos como os advogados não o sabem.
Não preciso de antecipar o meu dia; aceito-o de antemão. Quando me dirijo para o segundo andar, dou alguns telefonemas a anunciar a minha entrada em liberdade.
Falei com o T. e disse-lhe: Não é um adeus; é um "adios". T. e eu falámos muito durante a nossa estadia neste hospital universitário; analisávamo-nos mutuamente, claro que tínhamos alguma prática e era divertido.
E durante a minha última noite antes de ir para casa, tenho dificuldade em adormecer; viro-me para trás e para a frente na minha cama quando os meus pensamentos e os meus sonhos vão para o Dr. K. e sei que estou a dois passos de o conhecer.
31 de maio de 1995
Dezoito dias desde as minhas últimas palavras! Estou a ter dias muito maus quando comecei a compreender que muitas das minhas histórias provinham das minhas próprias interpretações. Também fiquei muito perturbada quando encontrei o Dr. G hoje, há uma semana, e ele disse-me que vou continuar maníaco-depressiva e que vou ter de tomar medicamentos para toda a vida. Não acreditei no que ele disse e respondi-lhe que iria procurar uma segunda opinião.
E tenho algumas ideias a que me devo cingir:
Estou saudável devido à doença bipolar.
_Eu amarei um homem
_Serei bem conhecido
Vou comprar uma casa em Israel
2 de junho de 1995
Gostaria de escrever e escrever mais, mas as minhas lágrimas já estão a aparecer e não as consigo parar.... elas impedem-me de escrever. As minhas interpretações casaram-me com o meu Doutor K. a 14 de julho de 1995 na casa branca. Tenho tantas razões para estar triste num mundo desonesto e, embora ouça os pássaros a cantar neste momento e agora esteja a chover, está a chover na minha alma.
4 de junho de 1995
Estou a caminho de fazer compras no "Meijer's"; vou também a dois saldos de garagens nessa zona. E quero escrever, escrever sempre, e tenho mais lápis do que preciso. Mas sobre o que hei-de escrever?
Ao fundo, ouço a música de Boaz Sharabi, um grande cantor israelita, apaixonado e com uma voz solene. Nestes dias, não penso de todo em Israel, é muito invulgar... E ainda quero ver o Dr. K.
6 de junho de 1995
Estou na piscina ao lado da minha casa, aqui há serenidade; na minha alma, também. O meu marido e o meu filho estavam contra mim esta manhã ao pequeno-almoço, mas não vão conseguir derrubar-me do Olimpo que sou. Nadei oito comprimentos em água fria, mas aguentei. E com "A Kleine Nacht Music" de Mozart escrevo as minhas palavras, escrevo a minha vida, uma vida livre do *veneno*

Capítulo 33 : A doença bipolar em remissão total

As águas do oceano chegam algures a uma costa, por vezes; eu consegui e tornei-me um bipolar *em remissão* depois de ter sido hospitalizado novamente e durante quatro semanas e um dia. Saí da mania depois de concordar em tomar um medicamento chamado Depakote (ácido valpróico).

Esta mania superei-a e precisava de a superar, pois necessitava de conhecer todos os aspectos de mim. Creio que começou muito antes de ter deixado de tomar o lítio, a 27 de novembro de 1994. Não podia deixar a minha doença enquanto não conhecesse a minha necessidade de honestidade e compaixão, o meu amor pela música, pelos meus antepassados, por este país de oportunidades onde tive a maravilhosa oportunidade de ser bem tratado e curado. Tudo isto aconteceu no início da minha hipomania que, até hoje, não sei porque começou; talvez tenha sido induzida pela toma do lítio. A medicina tem a sua própria maneira de se exprimir.

Este génio de Mozart faz-me chorar até às lágrimas e praticamente não consigo escrever. Esta doença bipolar quebrou quase todas as partes de mim - mas não me quebrou.

Quantas esferas alcançou a minha mente sem qualquer controlo da minha parte?

Eu sabia e lembrava-me que escrevia naqueles papéis coloridos quando a vida se tornou tão suave para mim. Não tinha dores, nem dores; conseguia vender energia. Tinha quase cinquenta anos e mostrava metade dela. Então, os meus humores estavam a funcionar a um ritmo elevado. Quando estava em alta ou em baixa, não sabia que os meus humores eram uma extravagância da minha vida. E aprendi que o exagero de uma emoção é bonito ou feio de uma forma dolorosa.... então perdi o meu delicado equilíbrio.

Tomei relativamente muitas decisões durante esses períodos de mania e algumas muito importantes, como ir a correr a um advogado para pedir o divórcio; para mim era como ir a uma mercearia.

Outras pessoas tomaram decisões por mim e fui despedida pelos meus três chefes de ensino; não fiz grande alarido, mas o meu marido ficou destroçado.

E para tudo há uma razão, e havia uma razão para eu estar doente e para muitos membros da minha família estarem doentes, até ao impensável, até o meu avô se suicidar, quando na verdade era um homem de negócios de sucesso e um grande homem que a minha avó chorou toda a vida.

A minha recuperação pedia-me mais do que apenas tomar comprimidos; até agora, cerca de 50.000 comprimidos. A recuperação estava a pedir-me também uma excelente psicoterapia.

Fiz uma excelente psicoterapia com o meu marido e, depois, aprendi uma infinidade de coisas; estava a tornar-me mais forte e mais inteligente do que nunca, antes de estar doente. Parece que foi algo natural, uma vez que estava a assumir o controlo da minha vida mais do que nunca. E conseguia reconhecer os factores de stress, que não conseguia descobrir antes, como o stress da minha vida conjugal, que não deixava transparecer, sem dúvida, muitas das minhas emoções; também permitia as minhas depressões frequentes.

Tudo se tornou muito claro: estou a caminho de me tornar a pessoa que queria ser.

Durante o sofrimento intenso de demasiados anos para contar, tive também um diálogo intenso com a minha alma; o resultado? Uma descoberta apaixonante sobre quem eu era. De uma pessoa que nada sabia (gravada por um veneno genético - a que hoje chamamos desequilíbrio biológico) passei a ser aquela que adora escrever. Quanto à leitura, não me recordo de qualquer atração por livros. Estas duas situações de escrita e de leitura não foram inventadas por mim mas, nos últimos anos, foram tiradas do armário, eu tinha-as em mim, herdei-as; e terei sempre o privilégio de as usar para o meu próprio enriquecimento. Fui privado de escrever e de ler devido a uma doença mental durante a maior parte da minha vida. Descobri esses dois tesouros no interior de uma pessoa não faladora e muito tímida, eu, que me tornei opinativa e muitas vezes com sentido de humor. Terei ido à escola para aprender essas coisas? Não, não fui, elas também estavam no armário onde o *veneno* as guardava, trancava-as. Precisava de encontrar a chave certa para a porta certa. Há outro item de que gosto desde a minha hipomania e nunca antes, e é a música clássica, a minha alma e a música tornaram-se amigas para todo o sempre; Mozart e Vivaldi são os meus favoritos, a sua música está de acordo com a minha alma e a minha alma move-se com a sua música.

O início da tomada de consciência foi uma viagem a Itália, no meio da desilusão e da depressão. Aí vi a beleza de Veneza e a arte de Florença; o meu intelecto decidiu acordar para a vida. Sorte, Intuição ou Destino? Este era o caminho da minha mente. Era uma promessa a mim próprio, era um caminho que tinha de percorrer; não sabia quanto tempo demoraria e não me importava.
Fé ou teimosia?
Depois (em Tunes e durante a minha infância) mostrei em casa e na escola várias capacidades. Não durou muito! Amaldiçoado com o *veneno* conhecido pelos meus antepassados, o meu intelecto encolheu, as minhas realizações desapareceram.
As palavras pensamentos e estados de espírito andam de mãos dadas como um par de luvas, e vice-versa. Isto não é um mito!
Assim, quando chegar o momento certo para aprender e compreender a ligação entre estes dois peões: o pensamento e o humor, então uma pessoa bipolar como eu pode ultrapassar a doença mental, terá de se adaptar à condição bipolar, que é adaptar-se a pensamentos especiais e a humores especiais.
Quando um ser humano não aceita a sua própria bipolaridade, podemos falar de uma doença catastrófica. Passei por todas as fases e estou pronto a dizer que compreender e seguir o caminho do pensamento-mente-pensamento é tão difícil como a própria doença!
Tudo é difícil nesta doença
Como não vou responder por outras pessoas, direi que durante tantos anos não tinha consciência dos meus estados de espírito, dos meus pensamentos, não conseguia fazer mudanças neles; e na altura da doença tudo se tornava selvagem, doloroso, e claro que durante a doença os pensamentos e os estados de espírito também ficavam doentes, e eu não conseguia falar com eles.
O tempo chegou e chegou-se a um diagnóstico, encontrou-se um medicamento. Fui abençoado com anos de psicoterapia, talvez em demasia. Mas sei que nada teria funcionado tão bem contra esta doença horrenda sem a minha teimosia, uma vontade não comum, uma coragem e um otimismo que me levaram a esforçar-me por me curar. Além disso, precisava de descobrir o que realmente funcionava e não apenas por um momento. Tudo isto é justificado, era uma prerrogativa que eu tinha por causa de uma doença que estava a lutar constantemente contra mim.
Há alguns anos, e durante uma doença, talvez mesmo há vinte anos, li um livro escrito por um psiquiatra famoso, que falava de mudar o estado de espírito tomando consciência do pensamento no momento. Nós, seres humanos, temos o poder de nos ouvir, de discutir connosco próprios e de fazer mudanças para não nos magoarmos.
Para as pessoas mentalmente doentes, e eu só tenho experiência com a depressão e a doença bipolar, é crucial seguir estes passos; é uma obrigação e eu faço-o sempre. Acredito na recuperação e tenho a certeza de que ela continuará até ao fim da minha vida.
Posso dizer que o processo de pensamento-sentimento-pensamento é uma forma segura de evitar a doença e é talvez mais do que os comprimidos de todas as empresas farmacêuticas. Devo acrescentar que vou precisar de ambos?
Continuo a ser uma pessoa muito parecida com uma pessoa não bipolar, mas os meus pensamentos e o meu humor são controlados pela doença bipolar e são bipolares - só preciso de ter uma consciência constante... A verdade é que sou um ser humano bipolar e isso deve-se provavelmente ao facto de não podermos lutar contra a natureza e contra o que a natureza me deu - uma perturbação biológica. Posso lutar contra os meus genes? E a natureza deu-me humores, não necessariamente para estar doente.
Sinto todos os dias que cada um dos meus dias não é igual; que mesmo os minutos por vezes também não são iguais e que preciso de os ouvir para os poder manipular sozinho. Nunca mais precisarei de um psiquiatra nem de um serviço de urgência.
Então estou a soar como um "ser humano normal, finalmente?" e eu sei a resposta! Mas a maior parte das pessoas "normais" não se colocam essas questões porque os seus humores não vagueiam.
Investiguei os meus pensamentos, uma vez que são meus, e descobri que, depois de um pensamento baixo, o pensamento seguinte torna-se ainda mais baixo; quanto ao humor alto, não esperava nada diferente: um pensamento feliz traz um pensamento mais feliz a seguir. Assim, a partir daqui,

podemos compreender o perigo de ser bipolar. Esta doença é, no mínimo, um desafio.
Acredito firmemente na ligação entre a cognição e os estados de espírito; quero acrescentar ainda mais a esse facto. Se este facto me escapasse ou se não o conhecesse, não ficaria surpreendido se ouvisse falar de um novo episódio de doença bipolar.
Não sou médico; era um professor de matemática que mudou o seu interesse dos números secos para o estudo da alma e daqui para a doença mental. Apercebi-me que o bem-estar do ser humano está localizado ali mesmo na mente e na alma. Demasiadas pessoas acham que está no bolso, como é errado este conceito!
De uma coisa tenho a certeza e será sempre verdade enquanto eu viver; é gratificante saber que depois de um mau humor virá o humor superior - está escrito no céu, está escrito na minha alma. É o cerne da doença bipolar.
Quando é que a mudança de humor vai acontecer? Não sei e não sou profeta, mas sei que os acontecimentos também têm a sua quota-parte de humor; mas os nossos pensamentos têm um impacto importante sobre eles e podem combater o acontecimento. Dar o peso certo a um acontecimento é a nossa responsabilidade e o nosso privilégio - isto é essencial para o nosso equilíbrio na vida.
Como já referi, pensamento - humor - pensamento não é uma descoberta minha, mas ao procurar o verdadeiro significado da doença bipolar que encontrei em mim próprio, descobri que o mecanismo dos pensamentos e dos humores era mais do que real, funcionava assim.
E ninguém nem nenhum médico me deu a conhecer esta forma crucial e sofisticada como o cérebro está a funcionar.
É fascinante a forma como funciona. Falei desta fórmula a um número incontável de pessoas; algumas não acreditaram em mim, outras abriram os olhos em sinal de grande surpresa e, claro, não me atreveria a falar dela a pessoas que ainda não recuperaram desta doença mental - um círculo vicioso.
Esta é uma forma que me ajuda a sentir-me bem diariamente, não apenas com medicamentos, e é uma óptima maneira de evitar a recorrência de episódios - a eles disse adeus para sempre. Ouvir o pensamento é um pequeno preço a pagar para ter controlo sobre o equilíbrio mental, é um privilégio. É assim que a natureza faz as suas maravilhas, é assim que o mundo foi arquitectado.
E penso que, muitas vezes, os médicos estão muito ocupados, as enfermeiras também; e não o mencionam aos seus pacientes. Que pena!
Li muitos artigos na Internet sobre o tema da cognição e fiquei surpreendido e desiludido por um facto tão básico como o exercício e a consciência do Pensamento-Alma-Pensamento não ser mencionado em nenhum deles.
Sinto que temos o privilégio e o dever de estar conscientes dos nossos pensamentos e do seu contributo para o nosso estado de espírito; estou consciente deles regularmente. Esta afirmação também é verdadeira para as pessoas normais que não sofrem de perturbações do humor; acredito que mesmo que não estejam totalmente conscientes de si próprias, não ficarão doentes mentais. Para uma pessoa com estados de espírito, se não estiver consciente de si própria, os estados de espírito simplesmente esperarão por ela na esquina. E penso que as coisas mais simples são abençoadas pela honestidade e pela verdade. Gostaria de citar uma frase de pessoas que leram o livro do psiquiatra David Burns:
"Sentir-se bem; a nova terapia do humor". "Feeling Good" do Dr. Burns ajudou-me realmente a gerir a depressão e a compreender melhor como os meus pensamentos - Este livro contribuiu muito para isso. Através deste livro apercebi-me da profunda influência do meu pensamento no meu humor. O Dr. Burns permite-lhe mapear dez distorções cognitivas que mantêm o pensamento e as emoções negativas. Se conseguirmos eliminar estas distorções, o humor melhora e a depressão ou ansiedade desaparece.
De uma pessoa ingénua, tímida, sem autoestima e que não valorizava a vida, passei a ser a pessoa oposta de que me posso orgulhar.
E os meus pensamentos do momento, que não preciso de ajustar, indicam-me que a minha vida tem sido uma experiência invulgar com frutos invulgares que provo todos os dias, e não me arrependo de nada. No entanto, quero reconhecer as dores atrozes, tanto físicas como emocionais, para as quais não

estava preparado.... Mas como estava em águas profundas, não tive outra hipótese senão nadar.
Após o tratamento correto, compreendi finalmente que tinha um desequilíbrio químico no meu cérebro e que o tinha tido durante toda a minha vida; não iria desaparecer. A isto chama-se doença bipolar - é uma perturbação do humor, em que um pólo procura a depressão e o segundo a mania. Em ambos os casos, o meu discernimento e o meu equilíbrio psicológico estavam comprometidos. Precisei de muito tempo para chegar a este ponto de compreensão, e agora estou convencido de que a medicina era necessária neste caso e que a psicoterapia também era importante, necessária e crucial. Só hoje, depois de reler o meu livro, posso dizer que muitas das minhas histórias, como a da mão direita-mão esquerda, devem ser tomadas sem provas. Foi a minha hipomania que se transformou em mania que escreveu a história. A minha história da mão direita-mão esquerda nunca poderia ter sido a razão da minha doença biológica. Também escrevi que a minha mãe descobriu o meu avô depois de ele se ter enforcado, quando ela tinha nove anos; de facto, ele suicidou-se quando estava no seu escritório. Esta é uma doença e tanto, e eu aprendi sobre ela e com ela. Estou a aprender a viver com ela sem deixar de ser deficiente. Por isso, é uma doença menos assustadora hoje em dia, quando os progressos médicos são evidentes. A coragem e a vontade estão comigo e, se o *veneno* ainda está dentro de mim, está calmo e preso.
Não consigo imaginar que voltarei a cair nestas duas fases de pavor, em depressão ou mania, depois do tratamento médico exaustivo que recebi. Isto não é algo que nenhum dos meus médicos me tenha prometido, mas depois daquilo por que passei sinto-me muito confiante em dizer que adquiri uma enorme compreensão e que o meu corpo e a minha alma estão constantemente sob a minha vigilância. Hoje sei que compreender a doença é a chave para me manter em equilíbrio apesar de um desequilíbrio químico e para não fazer o que muitas pessoas fazem depois de se sentirem bem, como largar o medicamento; é tão tentador e eu lembro-me!
Espero que não estejamos muito longe do momento em que uma descoberta da ciência tratará os genes infestados ou infectados. Entretanto, o otimismo e a vontade fazem parte do meu kit de sobrevivência.
A minha vida melhorou drasticamente; a minha ajuda veio dos medicamentos, de uma quantidade incrível de psicoterapia, da minha nova e mais forte personalidade e da ajuda do grande psicólogo que consultei em 1998-99 com o meu marido. O meu marido e a sua família tiveram um papel importante na minha doença. ... e esta não é a voz do *veneno* do despertar.
Estou convencida de que a condição genética é a parte mais difícil de combater da doença; eu conhecia muito bem essa luta. O ambiente é mais controlável e também trabalhei este aspeto.
Tenho mais problemas para resolver? Trinta anos de depressões, hipomanias e manias deviam ser mais do que suficientes. Ainda assim, era preciso considerar mais um problema.

Capítulo 34 : UM BIPOLAR COM AUTISMO

Estou a viver com o meu marido em casa, os meus filhos já são crescidos e a minha vida com o meu marido é e foi sempre muito má. Aprendi muito rapidamente que a minha vida se deteriorou durante o meu casamento, mas não apenas devido à minha doença. Embora se saiba que essa doença pode ser o catalisador de um mau casamento, eu sabia o contrário e culpei também uma perturbação na família do meu marido que eu não conhecia há muito tempo, mas que tinha esse palpite há anos, palpite que tive durante a minha primeira e segunda grandes depressões.

Uma família muito estranha rodeava-me e eu fui procurar o que havia de especial e diferente neles e prometi ser bem sucedida. O primeiro fenómeno que nunca tinha visto antes foi uma ansiedade terrível na minha sogra, que não parecia perturbá-la. Ela era muito intelectual, mas quando falava utilizava o mesmo vocabulário para a mesma situação. Sentia que ela tinha uma pequena quantidade de palavras quando falava, nunca olhava realmente para o que a rodeava, mas sobretudo mentia quando falava.

Também percebi que havia algo de errado na linguagem do meu marido; tanto a sua linguagem como a sua ansiedade eram anormais. O que é que ele me escondeu durante todos estes anos? Hoje, depois do meu divórcio, sei que o palpite que tinha era mais do que real.

Nos EUA, algumas das caraterísticas do meu marido apareceram, e apareceram ainda mais depois de todos os meus tratamentos. Apercebi-me de que ele não era capaz de fazer coisas, de comprar coisas mesmo para o seu próprio uso. Não conseguia fazer sugestões, como ir ao cinema ou ter companhia para jantar. Entretanto, comecei a perceber cada vez mais sobre as emoções, fiquei intrigada e pensei que precisava de investigar, precisava de descobrir o que nenhum médico tinha descoberto antes de mim.

O meu marido conhecia intelectualmente o problema dos meus pensamentos distorcidos; explicava-me tudo. Parecia que a minha doença não o incomodava e só conversávamos quando estava relacionada com as minhas depressões. Talvez ele gostasse delas para se esconder atrás delas. Lembrava-se de todas as datas em que eu mudava de medicamento, da quantidade de cada um e se o medicamento era útil ou não; a sua memória era espantosa. Ia a todas as reuniões que eu tinha com os meus médicos e sugeria-lhes muitas vezes os medicamentos que eu devia tomar e o que devia fazer no meu tratamento, o que me fazia lembrar uma sogra muito especial. Ela também gostava de ser a médica e dava-lhe sempre o seu próprio diagnóstico.

E, na minha cabeça, tinha a ideia de que o meu marido tinha alguns problemas que estava a esconder. Tinha a certeza de que havia algo para eu descobrir. Os seus primos atrasados mentais estavam na minha mente, eu queria saber a razão desse atraso.

Durante todo este tempo, não estava satisfeita com a minha vida sexual com o meu marido. Por vezes, depois da minha mania e durante a minha relação sexual com ele, sentia dores e nojo. Fiquei surpreendida e alarmada e parei a minha relação sexual com ele.

Nunca falámos da nossa vida sexual porque ele estava satisfeito. Nunca falámos de nada e eu estava muito pessimista. O meu marido sugeriu que consultássemos um terapeuta para retomar a nossa vida sexual; eu concordei em consultar um psicólogo recomendado pelo nosso médico de família.

Este grande terapeuta sabia e sempre o disse que eu tinha sido magoada pelo meu marido, magoada na minha própria alma, sem pedir desculpa. Ele também disse que precisávamos de investigar a altura do muro que rodeava a minha alma e se eu seria capaz de o escalar. Desde o início da nossa terapia que eu sabia a resposta; este muro era demasiado alto para eu o escalar e aquelas cicatrizes não provinham da minha doença e os factores desencadeantes tinham muito a ver com a família do meu marido e menos com a minha doença biológica. Os factores de desencadeamento vinham sem dúvida da minha sogra no início e sobretudo do meu marido; ambos tinham nervos muito fortes. Um nervosismo invulgar!

Nesse gabinete, o meu marido foi dissecado como num laboratório e a primeira coisa que o nosso terapeuta lhe pediu foi que tirasse a bata branca. Disse ao meu marido que a sua tarefa não era curar-me; na verdade, ele fazia-me adoecer demasiadas vezes. Qual era o seu poder? A mãe dele pôs-me doente durante a minha primeira depressão, qual era o poder dela? E qual era o poder genético deles? Para mim, já era suficiente; o meu marido não podia esconder-se atrás de uma cortina para sempre.

O que é que eu aprendi com esta psicoterapia? Aproximei-me da convicção de que o meu marido e a sua família sofriam de um problema neurológico e informei-me exaustivamente sobre o assunto; o meu marido não aceitou ser diagnosticado.
Mais do que aprendi em qualquer escola que frequentei, aprendi a conhecer o meu marido, a compreender a sua linguagem, os seus gestos. O psiquiatra e eu tirámos-lhe a máscara e ele arrependeu-se . Fizemos terapia.
O meu marido não tinha emoções ou não as usava e, como disse o médico, a minha solidão teve um grande impacto na minha longa doença.
Observava o meu marido em casa, com as suas explosões de raiva e ansiedade, e também com os seus gritos; tudo isso me assustava muitas vezes e eu não tinha nada a ver com isso. As nossas conversas nunca iam a lado nenhum quando falávamos de questões emocionais; ele tinha muitas vezes expressões estranhas no rosto. Era calmo em qualquer conversa intelectual, mas ficava fora de si em qualquer conversa emocional.
E no seu rosto, não vi amor; não li um sorriso ou uma tristeza. Por vezes, era a pessoa mais fraca que alguma vez conheci. Aprendi também que, quando eu gritava com ele, ele desaparecia imediatamente e ia para outro quarto. Aprendi o inacreditável: ele temia o novo eu nos seus momentos de ansiedade. Todas as minhas descobertas sobre o meu marido estavam a sufocar-me completamente. Havia algo de desagradável e estranho nele, algo que eu ainda não conseguia identificar.
A sua linguagem quotidiana era ansiosa, o que era do conhecimento de muitos amigos e familiares. Mas ele dizia sempre que não estava ansioso, que se sentia ótimo e que não tinha qualquer problema. Quando o meu marido chegava do trabalho todas as noites, tinha o estranho hábito de se levantar não muito perto de mim e esperar que eu o abraçasse.
A pele deste rosto tinha uma textura demasiado suave para ser apreciada. O seu abraço não era realmente um abraço, apenas um movimento; mal conseguia levantar a mão.
Tal como a mãe, não tinha empatia, nem culpa, nem mágoa, e muito menos amor. Na família da minha sogra, havia oito irmãos e irmãs e eu sempre me perguntei porque é que esta família estava em vias de extinção. O número de netos contava-se pelos dedos de uma mão. Por acaso, apercebi-me também que os filhos dos homens, se os havia, estavam em pior situação - no que diz respeito à sua descendência - do que os filhos das mulheres. Alguns não casavam, outros não tinham filhos e, no último caso, as crianças que nasciam normais tornavam-se atrasadas em tenra idade; mais tarde, também sofriam de epilepsia. Seria esta a forma normal de os seres humanos se reproduzirem? E eu sabia a resposta à minha pergunta.
O salvador do meu marido era o seu intelecto, mas um intelecto sem emoções pode ser muito perigoso. Ele utilizava o seu intelecto em todos os momentos e, se a sua linguagem fosse sobre um assunto emocional, então, muitas vezes, era um verdadeiro disparate. Eu descobriria o seu segredo, era demasiado curiosa.
Num dos nossos encontros com a nossa psicoterapeuta muito experiente, falei da possibilidade de haver uma ligação entre as deficiências dos primos do meu marido e aquilo que eu já considerava ser uma deficiência emocional do meu marido. O meu marido explodiu de imediato; ali, no consultório, o seu nervosismo, a sua ansiedade e os seus medos eram inacreditáveis, mas o seu amor e muitas outras emoções nunca apareceram. A discussão só parou quando o psicólogo disse que não achava que houvesse uma ligação.
Eu não estava convencido. Eu não era médica, mas, como disse o nosso psicólogo, eu tinha muita perspicácia. Pensava que isso se devia ao facto de ser um bipolar inteligente, mas também era curioso ao extremo. Fazia perguntas e andava a correr atrás da verdade. A verdade era que quanto mais eu conhecia o meu marido, menos possível era vivermos juntos
Sim, o meu marido magoou-me muito. Não me respeitava desde o primeiro dia do nosso casamento e obrigava-me a ler os seus artigos quando eu não sabia sobre o que ele estava a escrever. Desde o primeiro dia que a mãe dele era a sua preferida e isso manteve-se sem qualquer alteração ao longo da nossa vida de trinta e dois anos juntos; eu também não conseguia compreender isso. Estava disposta a ajudá-lo e fazia tudo por ele. Ele não me respondia com um pouco de ternura e, quando lhe perguntava se me amava, o seu rosto mostrava um desconforto evidente, nunca me disse que me

amava como resposta. Só uma vez, nos nossos anos de casamento, teve a coragem de me dizer: "És muito bonita". Claro que isso soou muito intelectual. Qual era a razão dessas fantasias? Eu estava decidida a descobrir!

No gabinete do nosso psicólogo, tornei-me mais sábio e mais perspicaz. A minha mente, outrora distorcida, estava a funcionar como um peixe na água. Tornei-me mais ***consciente!***

Outra situação deixou-me muito perplexa. Há alguns anos, quando subimos à torre de Pisa, em Itália, no topo deste magnífico edifício, o rosto do meu marido mudou completamente, ficou com uma cara catatónica e gritou. Esta visão rara fez-me lembrar os primos dele. E todos nós conhecemos a árvore e as maçãs.

Desde que conheci o meu marido, ele tinha repetidamente explosões de crises nervosas. Nessa altura, reconheci também que ele tinha uma linguagem estranha quando tinha discussões emocionais, criticando-me sempre, mesmo que eu não tivesse nada a ver com o assunto da discussão. Ele mentia, e a razão era que não conseguia lidar com qualquer conversa emocional. A mentira era a sua segunda língua. A sua memória de longo prazo era inacreditável, memórias de factos mas não de emoções. Trocava frequentemente as palavras "eu" e "tu". O seu estranho intelecto fazia o trabalho tanto para as emoções como para o intelecto.

Comecei a perceber que tudo o que tinha a ver com as suas emoções estava coberto por uma ansiedade de que ele não tinha consciência, talvez? Ele nunca analisou, nem podia analisar as suas emoções e a razão? Havia uma ausência total de emoções.

Sem amor, sem empatia, pronto a falar de toda a gente mas não de si próprio. Foi um novo marido que eu arranjei? Não, foi uma nova "eu" que começou a perceber quem ele era realmente! Fiquei deprimida durante algum tempo, algumas semanas, por conhecer o meu novo marido.

Um acontecimento aproximou-me do autismo, onde existem problemas de linguagem e de emoções. O meu filho mais velho não conseguia dizer "Amo-te" depois dos três anos de idade. Mais tarde, continuei a dizer-lhe "Amo-te" e a sua resposta foi "Está bem". Mais tarde, continuei a dizer-lhe "Amo-te" e a sua resposta foi "Está bem". Ele só conseguia dizer "Está bem". Eu queria ouvir "Amo-te"; ele não conseguia dizê-lo e não o dizia, a culpa não era dele!

À medida que me tornava mais forte, estava pronta para descobrir o tipo de doença genética dos meus sogros.

Quando pedi ao meu marido que me falasse um pouco de si, ele respondeu que era baixo e tinha cabelo branco. Perguntei-lhe, noutra ocasião, quem eram as pessoas que ele amava, ele respondeu que amava os seus alunos como alunos, amava a sua mãe como mãe, amava os nossos filhos como filhos, amava o seu irmão como irmão e quanto a mim... não sabia. Fiquei perplexa.

Antes de iniciar a minha investigação, o meu marido e eu tivemos uma discussão. Foi ele que começou a discussão; era uma discussão emocional que ele tratou com a única ferramenta que tinha, o seu intelecto. O meu marido perdeu a cabeça, dizendo-me o pior: "És maníaca" e delirante. Acrescentou que eu sofria de pensamentos obsessivos e que tinha de me levar ao meu médico. Isto depois de todos os meus sintomas terem desaparecido e de eu ter esquecido a mania. Parecia que ele estava a tentar enlouquecer-me. Para mim, o meu fraco marido tinha o seu próprio *demónio* dentro dele. O meu intelecto e o meu novo "eu" não lhe davam a possibilidade de brincar com a minha perturbação e de me levar ao fundo do poço. Que melhoria em mim!

Fui sozinha ao meu psiquiatra habitual. O meu médico descobriu que estou em grande forma e pedi-lhe que não atendesse os telefonemas do meu marido.

Pesquisei durante quatro a seis meses na Internet sobre emoções e epilepsia. Conhecia os primos do meu marido, aprendi muito, mas não consegui encontrar uma doença específica para o meu filho e para o meu marido. Não fiquei desanimada. Ao longo do caminho, descobri que muitos médicos, psicólogos e psiquiatras não conseguiam fazer um diagnóstico, apesar de uma carta muito pormenorizada que lhes escrevi. Alguns não queriam envolver-se e o meu marido certamente não queria ser diagnosticado. E apercebi-me que vários membros da família tinham um riso estranho, que não se adequava à conversa em que estavam envolvidos.

Um dia, continuando a minha investigação, recebi um e-mail do principal investigador de uma empresa de software sobre emoções, chamada "Panacea", da Califórnia. No seu primeiro e-mail, o investigador dizia que parecia muito evidente que o meu marido e o meu filho eram autistas. Enviou-me material de leitura que me convenceu verdadeiramente. Explicou-me o mau funcionamento das emoções, e passo a citar: "Nas pessoas normais, os acontecimentos físicos específicos são armazenados na memória apenas durante os primeiros cinco anos. Depois dessa idade, as memórias são armazenadas no interior do cérebro e recuperadas de forma convencional. As pessoas autistas deixam de armazenar essas memórias físicas em idades muito mais precoces, muito antes dos cinco anos, e não conseguem recriar estados físicos da sua primeira infância como o resto de nós consegue e faz. Como resultado, parecem não ter muitas emoções - especialmente amor, culpa, empatia e outras." Trocámos muitos e-mails e ele acabou por me dizer: Todo o material que me enviou reflecte seguramente que se trata de um problema genético e neurológico chamado autismo. Fiquei grata ao investigador que estava tão disposto a ajudar. Fiquei feliz por nunca ter desistido. E sei que a minha vida com o meu marido vai acabar, e não só porque o nosso terapeuta me disse que o meu marido não era o companheiro certo para mim. O meu marido estava a tentar pôr-me mentalmente doente para sempre; ele tinha o intelecto para isso e a falta de emoções também. Quanto ao meu marido, os seus nervos eram feitos de aço e isso servia os seus objectivos; os meus lembravam-me as rendas feitas pelas senhoras de Burano, em Itália. Uma vez que era necessária força para lidar com esta situação, tornei-me forte.

Como o meu marido não tinha consciência da sua falta de emoções, atribuía o fracasso do nosso casamento à minha doença. No outro dia, disse-me que eu tinha "emoções loucas". Para minha surpresa, parecia que ele não percebia o que estava a dizer. Mas o jogo acabou, o intelecto não pode substituir as emoções, e as mentiras não podem substituir a confiança e a honestidade.

Passei por todos os sintomas do autismo, mas sobretudo li muito sobre Asperger, que é a mesma síndrome que o autismo, exceto que essas pessoas não têm atraso mental; pelo contrário, são muitas vezes tão brilhantes quando os problemas emocionais ainda estão presentes.

Asperger é um autismo de alto funcionamento. Ambos são uma perturbação neurológica.

As pessoas com Asperger que conheço na família do meu marido têm nervos de aço e um humor particularmente estável; um casamento destes dois tipos de pessoas deu às minhas depressões todas as hipóteses de aparecerem... E apareceram.

O meu querido filho veio visitar-me a Israel, onde vivo, e concordou em consultar um psiquiatra conhecido na sua área de interesse.

E o diagnóstico foi: O teu filho é Asperger!!!

Durante anos procurei e lutei pela verdade e acabei por a encontrar.

Este foi o fim de uma peça que eu nunca quis passar. Interpretei o deprimido, o hipomaníaco e o maníaco também. A cortina caiu, e estes três actores desapareceram.

Hoje ensino com saúde e com uma nova consciência que nunca tive antes, uma consciência que esteve paralisada pelo meu *veneno* genético desde que me lembro.

Onde estão os maus sentimentos que carreguei comigo durante tanto tempo? Onde estão as dores que eram o meu pão de cada dia?

Como é que cheguei à compreensão da minha doença mental?

Como é que eu ganhei?

A minha vida mudou de negro para as muitas cores do arco-íris e os meus sentimentos de triste para feliz. Continuo à procura de todo o melífluo, maravilhoso e milagroso que ainda não descobri na vida preciosa que nos é dada.

Hoje, mais do que nunca, sei que muitas pessoas, independentemente da doença mental, não conseguiram ou não podem conseguir o que eu consegui em cerca de trinta anos.

Hoje sei mais sobre o estigma colado na testa dos doentes mentais.

Hoje sei que essas pessoas precisam de aprender a ter coragem, vontade e otimismo; eram essas as minhas ferramentas!

Vamos dar-lhes música nos seus ouvidos, um sorriso nos seus lábios e vida nos seus olhos.

As pessoas precisam de pessoas, isto foi e será sempre verdade, que seja o nosso mantra.

O meu divórcio com o meu marido era inevitável e não me arrependo de nos termos separado. Agora respiro um ar mais fresco! E tenho o direito de cantar e de chorar, de usar um chapéu e de ser original,

de ser uma verdadeira mãe para os meus homens maravilhosos. Mesmo assim, não teria escolhido outro marido, não me arrependo de nada e continuo espantada com o rumo da minha vida.
Estou convencido de que disse "adeus" à depressão e à mania e, atualmente, quando me excito ou me frustro, os meus sintomas mantêm-se entre um limite inferior e um limite superior. Fico zangado e chateado, depois gosto de ir para a cama; prefiro não ver nem falar com as pessoas. Passa sempre numa questão de poucas horas e depois estou pronto para cantar, dançar e falar novamente. Sou sociável e o meu sentido de humor faz as pessoas felizes, gosto de as ver a rir e o tédio não faz parte do meu vocabulário.
O *veneno* ainda está em mim, tenho consciência dele, sinto-o e sei como lidar com ele. As dores são infinitamente pequenas e desaparecem tão depressa quanto eu quero... Trabalho os meus pensamentos! O meu sonho tornou-se realidade.
A maravilha está na biologia e na psicologia e, com uma mão a segurar a outra, estou a dançar a dança bipolar.
Estou sentada na praia, em Israel, num dia de junho de 2004, um ano depois do meu divórcio e trinta e dois anos depois do meu casamento; o meu ex-marido ainda vive nos EUA.
Estou a observar uma natureza bela e selvagem à minha frente, na parte norte do meu país. As cores à minha volta são requintadas, as ondas tão suaves, a brisa muito agradável e a água muito calma e quente, tudo para agradar à minha nova alma.
Neste ambiente paradisíaco, penso na minha terrível doença, que "se foi com o vento".
E dentro do meu apartamento, em Israel, reorganizei as cores da minha vida. E no meu coração, há uma saudade do país onde fui curado, os EUA.
O meu ponto fraco é uma curva sinusoidal; gosto muito dela.

Último capítulo : Conheci o MEU ASSASSINO SILENCIOSO, o Lítio

Em setembro de 2013, após dezassete anos de remissão completa, fiquei entusiasmado com uma viagem que ia fazer. A minha prima que vivia em Paris convidou-me para ficar em sua casa durante o período que eu quisesse.

Já estive em Paris várias vezes e até vivi lá quando era adolescente, durante quatro anos. Esta oportunidade de ir novamente a esta cidade maravilhosa atraiu-me e a minha resposta ao seu convite surgiu sem qualquer hesitação; as minhas recordações deram-me uma boa razão para procurar essa viagem.

Como o francês é a minha língua materna, esta foi também a oportunidade de a falar durante todo o dia, gostei da língua, adorei a cultura e senti-me como se estivesse na minha segunda casa.

Nos Campos Elíseos, caminhei do início ao fim à noite e durante o dia. Foi a melhor maneira de olhar em redor e apreciar a beleza e a riqueza desta avenida.

Os monumentos situados na cidade sempre foram a "grandeza" de Paris e continuam a sê-lo ainda hoje; olhar para eles fez-me recordar a história francesa que aprendi na escola, lá no décimo quarto bairro onde eu vivia.

O tempo tem estado ótimo - o que não é habitual em Paris - permitindo-me fazer passeios todos os dias, dentro e fora da cidade.

Um dos momentos memoráveis foi uma viagem em família ao "Chateau de Versailles", uma excelência da arquitetura e uma maravilha da Arte.

Fazer compras foi sempre um dos meus interesses enquanto viajava e o mercado chamado "Le Marche au Puces" era uma extravagância de artigos para todos os gostos.

Os franceses gostam de boa comida e fiquei satisfeita com os restaurantes em França. Fiquei encantada com a sua "Patisserie" - os bolos eram tão saborosos e tinham um ótimo aspeto.

Não quer dizer que as suas baguetes e outros tipos de pão sejam insignificantes! E os seus queijos têm uma reputação internacional.

Dois meses passaram demasiado depressa, regressei a casa e, comigo, as minhas "Lembranças" - as minhas memórias de uma viagem soberba.

Comecei a tossir pouco depois do meu regresso; senti também algumas dores nas costas, no lado direito e na parte inferior do corpo. Para seguir os conselhos da minha médica, tomei os comprimidos que ela me deu; ela também me disse para começar a fazer fisioterapia se os medicamentos não ajudassem.

Fui visitar o meu médico com bastante frequência à medida que o meu estado se agravava.

Os medicamentos que tomei e o fisioterapeuta que consultei não me serviram de nada. Tudo começou como uma constipação e eu não conseguia livrar-me dela. Como comecei a preocupar-me, fui novamente ao médico, que me receitou uma radiografia ao tórax, cujo resultado, segundo me disseram, era uma pneumonia.

Como me estava a sentir pior, fui às urgências acompanhada por duas das minhas irmãs.

Estava um pouco confuso e não conseguia encontrar as palavras certas para me exprimir, mas dei a conhecer aos médicos os medicamentos que estava a tomar, sendo um deles um amigo de trinta anos: o lítio. O hospital deu-me alta ao fim de dois dias com um antibiótico e uma quantidade menor de lítio.

Infelizmente, não resultou e o facto de ter ficado em casa durante mais vinte e três dias não me fez ficar mais saudável; sentia-me cada vez pior.

Durante esses dias, fui repetidamente aos meus dois médicos, por vezes três vezes por semana, as minhas pernas levavam-me cada vez com menos força.

No dia 16 de fevereiro de 2014, demasiado fraca para me pôr de pé, acompanhada pela minha irmã, fui fazer mais análises laboratoriais. Os resultados foram um desastre e os meus médicos não me informaram; eu deveria ter sabido deles na manhã seguinte.

Mais uma vez, a minha irmã estava a cumprir a sua missão e foi informar-se sobre o meu nível de lítio.

O médico responsável nessa manhã disse-lhe para me levar ao seu consultório. Vesti-me e calcei os sapatos com a ajuda da minha irmã; mesmo com a ajuda dela, mal consegui entrar no carro; as minhas

dores eram horríveis e a minha paciência era limitada.
O médico olhou para mim e ficou pálido, abatido, sem saber o que fazer primeiro. Andou de um canto para o outro da sala e finalmente disse: "Se eu pedir uma ambulância, nós pagamo-la!
O Dr. R preencheu alguns formulários e a ambulância veio buscar-me a mim e à minha irmã. O médico disse ao motorista que eu era um caso difícil. Estava suficientemente acordado para pensar como é que ele nunca me falou do meu lítio, da minha creatinina, da minha taxa de filtração glomerular, da minha DRC e de todos os outros resultados.... nunca!
Se tivesse de dar a mim próprio um veredito médico, teria sido que a minha morte era eminente - tinha a certeza de que o médico era incompetente e que sabia que o mal podia acontecer.
Fui com a minha irmã ao melhor hospital da cidade de Haifa - nesta cidade vivi e trabalhei há muitos anos. Lá, no hospital, fui tratado com urgência, os médicos e todo o pessoal mostraram grande cuidado, mas eu só tinha consciência da minha agonia.
Fiz muitos exames, recebi alguns medicamentos, mas não sem antes me retirarem o lítio e fazerem uma diálise por razões óbvias:
Os números falavam por si e os principais eram o meu amigo lítio a atingir 1,9 mg/dl, enquanto a minha creatinina subia para 2,11; estava numa Insuficiência Renal Aguda. Precisava de fazer diálise com urgência devido a uma intoxicação por lítio.
Fiquei três semanas no hospital a recuperar do veneno que tinha no sangue, recuperando também de uma operação a uma obstrução intestinal, ninguém antes reconheceu os sintomas - o hospital anterior não o mencionou, e os meus médicos de família não estavam muito interessados em descobrir porque é que eu estava tão doente.
Negligência ou incompetência, ambas ainda não faziam parte do meu vocabulário; mas, mais tarde e depois de regressar a casa, não estava preparada para esquecer e perdoar.
Estive seis dias nos cuidados intensivos com pensamentos e sonhos terríveis - todos sobre a morte.
Lá, no hospital, três psiquiatras debatem sobre o lítio que foi suspenso na minha chegada ao hospital Rambam. Um deles pensou em reduzir a dose do lítio, uma segunda opinião - outro pensamento - foi que eu devia deixar de vez o lítio tóxico.
Depois desta experiência dolorosa, fiquei muito fraco e os 14 quilos que perdi não me facilitaram a vida. Não conseguia andar sem um andarilho....
Fui enviado durante duas semanas para um local de convalescença chamado "*Beit Balev*", que se traduz por "Uma casa no coração". Aí, tive uma outra experiência que me vai ajudar num futuro muito próximo. Como nos lembramos, os médicos do hospital Rambam suspenderam-me o lítio e não voltei a tomá-lo até agora. No entanto, logo após a minha chegada a Beit Balev, foi-me administrado 300 mg de lítio por dia; os resultados laboratoriais eram bons e o nível do medicamento era de 0,7 mg/.
Encorajados pelos resultados, os médicos acrescentaram mais um comprimido, pois eu disse-lhes que era a quantidade normal que tomava durante todo o meu tempo, há trinta anos.
Ao fim de duas semanas, regressei a casa e a primeira coisa que fiz, acompanhada pelo meu filho, foi uma nova visita ao meu médico para investigar o meu nível de lítio.
Fiquei surpreendido? Sim, de facto! O nível de medicação no meu sangue era de 1,8 mg. Nesta altura, o meu filho e eu tomámos uma decisão final. Deitámos fora o lítio; continuei a tomar o Depakote e o antidepressivo Effexor. Foi-me dito pelo meu "médico de família tão conhecedor da doença bipolar" para recomeçar com um comprimido por dia de lítio em vez de dois; mas eu já tinha estado neste filme antes e não estava disposta a cometer os mesmos erros anteriores.
Disse à Dra. D que ia a um psiquiatra privado e ela respondeu-me que não precisava de o fazer, mas que, afinal, a escolha era minha.
Conheci o Dr. B na cidade onde vivia. Depois de ter contado a minha história da forma mais curta possível - uma vez que estava tão curiosa para saber a sua opinião - ele disse-me que, para as pessoas mais velhas, o lítio não era tão útil como tem sido em idades mais jovens e que tinha experiência em ajudar muitas pessoas com Depakote.
Pensando no que ele disse, apercebi-me de que ele podia ter razão; afinal de contas, este foi o medicamento que me ajudou a sair de uma mania há muitos anos. Descobri também que os meus médicos de família nunca prestaram atenção ao meu nível de Depakote - que sei agora que esteve

demasiado baixo durante anos.
Sem qualquer hesitação, comecei o meu novo tratamento. Passados apenas alguns dias, senti alguns pequenos sentimentos de mania, mas não me assustei com isso e não os revelei ao meu novo médico. Ao mesmo tempo, senti a minha mente mais clara do que o habitual e as direcções que comecei a tomar - emocional e fisicamente - eram mais adequadas e ponderadas do que nunca. A minha mente ficou mais calma do que nunca.
Apesar das minhas limitações físicas devido à minha última doença, acordava de manhã cedo, tomava o meu "*Café au Lait*" (uma mistura de café instantâneo com leite).
O meu novo projeto era organizar o meu apartamento, ver as roupas que não usava há meses; fiz também muitas limpezas de armários; pus pilhas de todo o tipo de coisas para doar.
Fiquei tão surpreendida comigo mesma; senti-me muito serena e ocupei-me com novas actividades. Quando estava cansada, dormia a sesta; estava muito ocupada na minha cozinha, a cozinhar para mim própria, experimentando o maior número possível de pratos saudáveis. Que mudança!
Os meus pensamentos não eram maníacos e eu estava feliz com isso. Tive tempo para ler bons livros, voltei a jogar bridge e fiz novos amigos.
Sinceramente, estava a pensar no lítio em comparação com o Depakote e, para além do facto de o lítio nunca ter sido completamente útil para mim, pensei que tinha desvantagens às quais nunca tinha prestado atenção.
O lítio teve um impacto limitado em mim e só o sei hoje depois de experimentar o Depakote na quantidade certa. Provavelmente, o lítio ajudou-me durante um curto período de tempo com o meu estado depressivo mais do que com o estado de mania. Como resultado, os meus estados de espírito mais elevados não se manifestaram como poderiam ter sido sem estar numa fase maníaca. O lítio não elevou suficientemente os meus estados de espírito mais baixos. Eu ainda não era eu próprio! A minha consciência ainda não estava completa!
O lítio não me deixava reagir a algumas emoções sem me mandar para o inferno.
Afinal de contas, esses eram os meus próprios estados de espírito e cheguei a um ponto em que consigo geri-los com sucesso. O facto de serem monitorizados por alguns médicos e por alguns medicamentos apenas não permite que o doente diga o que funciona melhor para ele e com que medicação se sente melhor - com a única condição de que o doente precisa para estar totalmente consciente.
No outro dia, fui à terceira consulta com o meu psiquiatra; contei-lhe uma série de coisas sobre a forma como estou a passar os meus dias, muito feliz, e disse que tinha ido a uma loja de fios e comprado três fios diferentes que tencionava usar durante os curtos dias de inverno. No final da sessão, sugeriu-me que baixasse o meu antidepressivo Effexor para metade da quantidade que estou a tomar.
Atribuí esta sugestão aos receios de um grande médico! Não alterei a minha medicação.
E a minha sensação atual é que o lítio funcionou superficialmente para mim, não elevou nem baixou o meu humor ao nível que me deixaria satisfeito e mais próximo de mim próprio; certamente não para uma pessoa demasiado curiosa para se informar sobre a doença bipolar.
Agora sei que o meu humor está melhor do que nunca e que não me sinto maníaca.
Se sinto que o meu humor é frequentemente mais elevado do que o das outras pessoas, então tenho uma vantagem sobre elas. Depois de um longo período de sofrimento na minha vida, não me sinto culpado; sinto-me apenas orgulhoso. Cada um tem o direito de ser ele próprio!
Compreendo que os meus pensamentos interiores foram e serão sempre "pensamentos bipolares" durante algum tempo, mas a minha expressão exterior perante as pessoas pode ser tão normal como a de qualquer ser humano não bipolar.
Continuo a interrogar-me sobre o que é que os médicos sabem ou não sabem sobre o lítio e porque é que os muitos médicos que conheci não são muito honestos sobre o assunto. O lítio pode levar a uma insuficiência renal e algumas pessoas morreram por causa disso; isto é um facto.
Uma ideia importante que acabei de ler é que, para as pessoas que não têm mais do que um episódio maníaco grave, o lítio deve ser descontinuado. E este é o meu caso!
O que é que os médicos sabem? Trabalham e dão medicamentos com base em demasiadas estatísticas.

Tenho tendência a acreditar que tudo na vida tem a ver, em primeiro lugar, com os nossos genes, e tudo o resto tem a ver com as circunstâncias que se apresentam no caminho da nossa vida.
E a minha história dolorosa é o resultado dos meus humores hereditários; a circunstância em que conheci o lítio foi o meu encontro com um psiquiatra que me disse que me ia pôr a tomar esse medicamento porque a minha mãe o tomava.... e eu não tinha comentários!
Posso explicar que tudo aconteceu devido aos meus genes bipolares e às circunstâncias que encontrei ao longo da minha vida, sendo uma delas o meu encontro com o lítio.
A qualidade da minha vida atual diminuiu devido à doença dos meus rins relacionada com a toxicidade do lítio; continuo a dizer o que a falecida cantora francesa Edith Piaf cantou há muitos anos: "Non Je Ne Regrette Rien," - Não me arrependo de nada.
Aos setenta anos, sinto que sou a pessoa consciente que sempre quis sentir.subconscientemente.
No final da minha vida, o meu corpo será doado para investigação em Israel

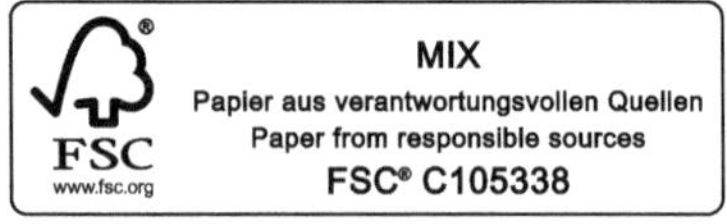

Printed by Books on Demand GmbH, Norderstedt / Germany